W0258354

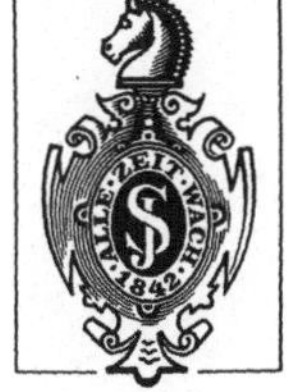

Michael Staak (Hrsg.)

Betäubungsmittel-mißbrauch

Mit 22 Abbildungen

Springer-Verlag
Berlin Heidelberg New York
London Paris Tokyo

Prof. Dr. med. Michael Staak
Direktor des Instituts für Rechtsmedizin
der Universität zu Köln
Melatengürtel 60/62, D-5000 Köln 30

Symposium „Aktuelle Probleme des Betäubungsmittelmißbrauchs", Köln, am 03.10.1987. Veranstalter: Institut für Rechtsmedizin der Universität Köln in Verbindung mit der Ärztekammer Nordrhein

CIP-Titelaufnahme der Deutschen Bibliothek
Aktuelle Probleme des Betäubungsmittelmissbrauchs:
[Symposium am 3.10.1987 in Köln] / [veranst. gemeinsam mit d. Ärztekammer Nordrhein].
Michael Staak (Hrsg.). – Berlin; Heidelberg; New York; London; Paris; Tokyo:
Springer, 1988
ISBN-13: 978-3-540-19198-8   e-ISBN-13: 978-3-642-73620-9
DOI: 10.1007/978-3-642-73620-9
NE: Staak, Michael [Hrsg.]

Die Wiedergabe von Gebrauchsnamen, Handelsnamen, Warenbezeichnungen usw. in diesem Werk berechtigt auch ohne besondere Kennzeichnung nicht zu der Annahme, daß solche Namen im Sinne der Warenzeichen- und Markenschutz-Gesetzgebung als frei zu betrachten wären und daher von jedermann benutzt werden dürften.

Produkthaftung: Für Angaben über Dosierungsanweisungen und Applikationsformen kann vom Verlag keine Gewähr übernommen werden. Derartige Angaben müssen vom jeweiligen Anwender im Einzelfall anhand anderer Literaturstellen auf ihre Richtigkeit überprüft werden.

Gesamtherstellung: Appl, Wemding
2119/3140-543210

Vorwort

Die Ausbreitung des Betäubungsmittelmißbrauchs (BTM) gibt seit Jahren Anlaß zur Besorgnis in zahlreichen Ländern, nicht nur in Mittel- und Westeuropa und den USA. Ursprüngliche Vorstellungen von einer bald vorübergehenden modischen Welle westlicher Dekadenz oder ideologische Problematisierungen sind der Erkenntnis gewichen, daß zahlreiche Länder, unabhängig von ihren gesellschaftlichen Systemen, dem Einfluß des Drogenmißbrauchs ausgesetzt sind.

Trotz der eminenten Bedeutung, die der Drogenmißbrauch in medizinischer, sozialer und kriminologischer Sicht besitzt, fehlen nach modernen epidemiologischen Gesichtspunkten angelegte Systematische Erfassungen, um unsere Kenntnisse zu erweitern und zu vertiefen.

Das Fehlen gesicherter Daten und Zusammenhänge erschwert die Entwicklung konkreter Handlungsstrategien gerade in einer Zeit, in der bekannt geworden ist, daß die i. v.-Drogenabhängigen immer mehr zu einer das epidemiologische Gesamtbild beherrschenden Risikogruppe zu werden scheinen.

Die Vielschichtigkeit der mit dem BTM-Mißbrauch zusammenhängenden Probleme weist auf die notwendige Zusammenarbeit von Vertretern unterschiedlicher Disziplinen hin: Ärzte, Sozialarbeiter, Juristen, Kriminalbeamte, Psychologen und Drogenberater müssen dem gemeinsamen Ziel dienen, einerseits dem Einzelnen zu helfen und andererseits im Interesse der Allgemeinheit den BTM-Mißbrauch mit seinen verheerenden Folgen einzudämmen.

Im folgenden werden 3 thematische Schwerpunkte behandelt:

- Darstellung und Bilanzierung der aktuellen Drogensituation, in deren Rahmen der neueste Stand der chemisch-analytischen Nachweisverfahren ebenso erörtert wird wie kriminalistische, rechtliche und sonstige medizinisch-epidemiologische Probleme.
- Probleme der medikamentengestützten Entzugstherapie werden unter Mitwirkung von Vertretern der Drogenberatungsstellen sowie der beteiligten Ärzteschaft erörtert.
- Die Aids-Problematik wird in Zusammenhang mit dem Drogenkonsum dargestellt.

Erst die Kenntnis der Tatsachen sowie das Sammeln neuer Erfahrungen und deren kritische Sichtung erlauben eine Abschätzung von Diagnose, Prognose und Präventionsmöglichkeiten im Hinblick auf die aktuelle Situation des Betäubungsmittelmißbrauchs.

Köln, Frühjahr 1988   Michael Staak

Inhaltsverzeichnis

Autorenverzeichnis

Bschor, F., Prof. Dr. med.
Freie Universität Berlin, FB 1, WE 5, Hittorfstraße 18
D-1000 Berlin 33

Durkowyak, H.,
Dienststellenleiter „Rauschgiftermittlungen" Landeskriminalamt
Völklinger Straße 49, D-4000 Düsseldorf

Funk, K.,
Leiter von TAUWETTER, Therapeutische Gemeinschaft
im Therapieverband des SKM Köln, Siefenfeldchen 162
D-5303 Bornheim 1 (Roisdorf)

Hoekstra, M. J.,
Direktor der Nederlandse Vereniging Consultatiebureaus
voor Alkohol en Drugs, St. Jacobstraat 6 c, Postfach 15 32
NL-3500 DM Utrecht

Käferstein, H., Prof. Dr. rer. nat.
Institut für Rechtsmedizin der Universität zu Köln
Melatengürtel 60/62, D-5000 Köln 30

Kellermann, B., Dr. med.
Leiter der Suchtabteilung des Allgemeinen Krankenhauses
Ochsenzoll, Langenhorner Chaussee 72, D-2000 Hamburg 62

Krümpelmann, D., Dr. rer. nat.
Fa. Syva-Merck GmbH, Alsfelder Str. 6, D-6100 Darmstadt

Leidel, J., Dr. med.
Leiter des Gesundheitsamtes Köln, Neumarkt 15–21
D-5000 Köln 1

Liesenhoff, C., Dr., Soziologin
Gesamtleiterin des Arbeitskreises Drogenhilfe Köln e.V.
Ritterstraße 48, D-5000 Köln 1

May, B., Prof. Dr. med.
Berufsgenossenschaftliches Krankenhaus „Bergmannsheil Bochum"
Leiter der Abteilung für Gastroenterologie und Hepatologie
Postfach 1002 50, D-4630 Bochum 1

Oehmichen, M., Prof. Dr. med.
Institut für Rechtsmedizin der Universität zu Köln
Melatengürtel 60/62, D-5000 Köln 30

Rasokat, H., Dr. med.
Hautklinik der Universität zu Köln, Joseph-Stelzmann-Straße 9
D-5000 Köln 41

Scheiblich, W., Dipl.-Theol.
Fachbereichsleiter Drogenhilfe, Sozialdienst Katholischer
Männer e.V. Köln, Große Telegraphenstraße 31, D-5000 Köln 1

Schwegler, U., Dr. med.
Berufsgenossenschaftliches Krankenhaus „Bergmannsheil Bochum"
Abteilung für Gastroenterologie und Hepatologie Universitätsklinik
Postfach 100250, D-4630 Bochum 1

Staak, M., Prof. Dr. med.
Direktor des Instituts für Rechtsmedizin der Universität zu Köln
Melatengürtel 60/62, D-5000 Köln 30

I. Entwicklung des Betäubungsmittelmißbrauchs

Einführung in die Thematik

M. Staak

Der Mißbrauch von Betäubungsmitteln ist vor dem Hintergrund des gesamten Suchtpanoramas zu sehen. So wird geschätzt, daß in der Bundesrepublik Deutschland 2 Mio. Alkoholkranke, 300 000 bis 500 000 Medikamentenabhängige und 60 000 bis 80 000 Drogenabhängige (Fixer) leben. Im Hinblick auf den Problemkreis „Arzneimittel" ist bemerkenswert, daß 17% der Bevölkerung täglich Arzneimittel und 23% gelegentlich Arzneimittel einnehmen sollen.

In Nordrhein-Westfalen ist von einer Zahl von 15 000 Drogenabhängigen auszugehen. 1500 bis 4000 sollen mit Aids infiziert sein, 500 sind an Aids erkrankt. Hinsichtlich der Rehabilitationsfähigkeit sollen 5000 sich im sogenannten „sozialen Abseits" befinden.

Während die Zahlen der Betäubungsmitteldelikte von 1980 bis 1985 mit etwa 60 000 pro Jahr in etwa konstant blieb, wurden 1986 69 000, somit ein erheblicher Anstieg registriert.

Bei den Tätern war bis 1971 eine Tendenz zu jüngeren Jahrgängen festzustellen – die Kinderdelinquenz spielt statistisch bei uns praktisch keine Rolle. Seitdem ist eine Abnahme der Jugendlichen und Heranwachsenden zu beobachten, während die Gruppe der erwachsenen Täter zugenommen hat und seit 1976 mehr als die Hälfte beträgt. Der Anteil weiblicher Täter entspricht mit etwa 18% dem Anteil an der allgemeinen Kriminalität.

Die Drogentodesfälle stiegen bis 1979 an, um dann mit Schwankungen abzufallen. Im 1. Halbjahr 1987 ist ein Anstieg von etwa 30% festzustellen. Hierbei ist auf Probleme der Definition des „Drogentodesfalls" hinzuweisen. Ein Drogentodesfall kann definitionsgemäß nach Überdosierung, nach langzeitigem BTM-Mißbrauch, infolge eine Suizids oder auch eines Unglücksfalls unter Drogeneinfluß eintreten. Die Dunkelziffer dürfte erheblich sein, da die Feststellung eines Drogentodesfalls u. U. kompliziert und aufwendig ist.

Ein weiteres Problem ist der sichere Nachweis von Heroin bzw. chemisch ähnlichen Betäubungsmitteln. Die Nachweismethoden sind in den letzten Jahren erheblich verbessert worden. Einer der Gründe für analytische bzw. interpretatorische Schwierigkeiten ist darin zu sehen, daß Heroin bzw. Morphin im Stoffwechsel sehr schnell umgewandelt werden, die nachweisbaren Konzentrationen sind daher sehr gering. Die Methoden müssen folglich entsprechend empfindlich, aber auch hinreichend exakt sein, um eine Verwechslung mit Begleitstoffen auszuschließen.

Zu erwähnen ist, daß offenbar der Heroinkonsum nicht mehr so zunimmt, wie in den zurückliegenden Zeiten. Es ist dagegen zu einem rapiden Anstieg des Kokain- und Amphetaminmißbrauchs gekommen, eine Tendenz, die nicht nur in

der Bundesrepublik Deutschland, sondern auch in Europa und in Übersee beobachtet wird.

Wie bekannt geworden ist, beabsichtigte die Landesregierung Nordrhein-Westfalen ab 1. Oktober 1987 in Düsseldorf, Essen und Bochum versuchsweise Methadonprogramme durchzuführen. Diese werden jetzt allerdings erst 1988 beginnen.

Hierbei muß kritischerweise angemerkt werden, daß es sich bei Methadon um
eine pharmakologische Substanz handelt (d,l-Methadon), die ebenfalls zur Sucht-
stoffabhängigkeit führt. Bei uns ist nur Levomethadon (l-Polamidon Hoechst) ver-
schreibungsfähig. Dieses weist eine stärker ausgeprägte analgetische, atemdepres-
sorische und toxische Wirkung auf als das in den USA erhältliche Racemat.

Gegen die Methadontherapie kann also angeführt werden, daß gewissermaßen
der „Teufel durch Beelzebub" ausgetrieben wird. Andererseits wird bei Methadonprogrammen der Wirkstoff Polamidon oral zugeführt, die Wirkung hält etwa
24 Stunden an, so daß in diesem Zeitraum keine Entzugserscheinungen zu erwarten sind. Demgegenüber muß Heroin mehrere Male am Tag gespritzt werden mit
den Gefahren, die sich heraus ergeben. Insofern kann man in einer Methadontherapie das kleinere Übel sehen. Das Schlagwort „der Staat als Dealer" ist insofern
nur bedingt richtig. Eine enge Kooperation zwischen Arzt, Bewährungshelfern,
Selbsthilfegruppen, Elterngruppen und klinischen Einrichtungen ist zu einer der-
artigen „konzertierten Aktion" notwendig. Insbesondere muß dem Problem der
„Chronifizierung", d. h. der Entwicklung von Dauer- und Endzuständen bei BTM-
Mißbrauch entgegengewirkt werden. Zum anderen sind die Drogenabhängigen,
die sich i. v. derartige Substanzen zuführen, besonders durch Aids gefährdet. So
gehören die Fixer wohl zu der Risikogruppe, deren Durchseuchung in den nächsten Jahren besonders stark zunehmen dürfte.

Um sich ein Bild über das tatsächliche Ausmaß der drohenden Gefahren durch
Aids zu verschaffen, sind epidemiologische Forschungsansätze notwendig: Es
muß ein nationaler und ein internationaler Datenvergleich mit einheitlichen Defi-
nitionen formuliert werden, wie z. B. bei der Definition des Drogentodes. In dem
von uns mit der Ärztekammer Nordrhein veranstalteten Symposion sollte versucht
werden, möglichst viele an dieser Problematik beteiligte Gruppen – Ärzteschaft,
Elternschaft, Therapieeinrichtungen, Selbsthilfegruppen usw. – zusammenzuführ-
ren. Die Probleme sollen nicht nur auf der akademisch-wissenschaftlichen Ebene
diskutiert werden. Vielmehr soll versucht werden, den Betroffenen und den bei
der Bewältigung der auftretenden Probleme Engagierten eine praktische Hilfestellung zu geben, soweit wie es zur Zeit möglich ist. Andererseits kann aber auch auf
eine kritische Erörterung von heute möglicherweise „modischen" Alternativthera-
pien nicht verzichtet werden. Angesichts der dargestellten epidemiologischen
Situation können wir uns nicht auf kontemplative Erwägungen beschränken, sondern sind zum Handeln aufgerufen. Eine Bündelung der Kräfte aller an der
Bewältigung der Problematik Engagierten ist notwendig.

Entwicklung der Drogenkriminalität

H. Durkowyak

„In NRW schon 69 Drogentote – Rauschgiftwelle rollt unaufhörlich auf uns zu" –, diese Veröffentlichung auf der Titelseite der *Rheinischen Post* vom 29.9. 1987 erinnert mich an den Titel „Heroin – Die Lage war noch nie so ernst" aus dem *Spiegel*, Nr. 21, vom 24. 05. 1982.

Solche und ähnliche Medienveröffentlichungen ziehen leider als einzige Indikatoren für eine Verschärfung oder Beruhigung der Rauschgiftlage die Zahl der Rauschgifttoten und die Sicherstellungsmengen zu Rate. Betrachtungsweisen, die allein auf diese Indikatoren abgestellt sind, verkennen nicht nur die tatsächlichen Probleme, sie sind auch einer auf Dauer anzulegenden vernünftigen Drogenpolitik abträglich.

Gleichwohl will ich Ihnen die Zahlen der Rauschgifttoten und die der sichergestellten Rauschgiftmengen nennen und den Versuch unternehmen, sie einer weiteren analytischen Betrachtung zu unterziehen.

Rauschgifttote – Stichtag 28.9.87	1986	1987
Gesamt	48	69
Inland	44	55
Ausland	4	14
NL	4	13

Rauschgiftart	01.01.–31.08.86	01.01.–31.08.87
Heroin	82 kg	136 kg
Kokain	110 kg	124 kg
Cannabisprodukte	1528 kg	2159 kg
Amphetamine	44 kg	41 kg
LSD – Trips	18454 Stück	10702 Stück

Allein für sich stehend sagen die Zahlen lediglich aus, daß

- die Heroinsicherstellungen enorm angestiegen sind,
- im Kokainbereich keine wesentlichen Steigerungen zu verzeichnen waren,
- die Sicherstellungen von Cannabiprodukten erheblich angestiegen sind,
- die Amphetaminsicherstellungen auf dem Level des Vorjahres liegen,
- bei LSD-Trips ein erheblicher Rückgang zu verzeichnen ist.

Unter Hinzuziehung anderer Faktoren will ich Ihnen an Heroin, Kokain und Amphetamin aufzeigen, warum in Polizeikreisen tatsächlich Gründe zur Besorgnis bestehen.

Heroin

Wie wir aufgrund des internationalen polizeilichen Nachrichtenaustausches wissen, besteht bei Heroin ein erheblicher Angebotsdruck, der auf die guten Ernten in den Erzeugerländern zurückzuführen ist.

Organisierte Banden regeln die Einfuhr von Großtransporten aus dem Nahen und Mittleren Osten, wobei sie gezielt die Strategien der Strafverfolgungsbehörden unterlaufen. Konkrete Ermittlungsansätze in den Erzeugerländern sind, wegen der z.T. dort herrschenden innenpolitischen instabilen Verhältnisse, der unterschiedlichen Rechtsvorgaben, der sozialen und kulturellen Voraussetzungen und der Infrastrukturen, nur selten oder überhaupt nicht zu erlangen. Aus polizeilicher Sicht ist die Tatsache, daß bei weniger bearbeiteten Fällen größere Mengen Heroin sichergestellt werden, besonders besorgniserregend. Die Bewertung dieses Tatbestandes läßt den Schluß zu, daß die Rauschgifthändlerbanden einen außergewöhnlich hohen Organisationsgrad erreicht haben. Die Größenordnungen der eingeschmuggelten Mengen, der damit verbundene Angebotsdruck sowie der Preisverfall beim Heroin erhöhen die Gefahrenlagen für Drogenabhängige und potentiell drogengefährdete Personen.

Kokain

Bezogen auf die Beobachtungszeiträume scheint sich vordergründig der Trend ständig steigender Kokainzufuhren nicht fortzusetzen. Unterzieht man die Sicherstellungsmengen einer differenzierteren Betrachtung, stellt sich die Situation wesentlich anders dar. Die Voraussetzungen in den Erzeugerländern decken sich mit denen in den Opiumanbauländern. Statistisch ist zudem bei sinkenden Fallzahlen eine Erhöhung der Sicherstellungsmengen feststellbar. Als Indikator für die enorme Verfügbarkeit des Kokains und ein damit korrespondierendes, verändertes Schmuggelverhalten der Händlerorganisationen ist die Tatsache anzusehen, daß sich die pro Fall geschmuggelte Durchschnittsmenge von 2,3 kg im Vorjahr auf 3,5 kg im 1. Halbjahr 1987 erhöht hat, was eine Steigerung von 52% bedeutet.

Erwähnt sei in diesem Zusammenhang, daß wir den typischen Kokainkonsumenten nicht kennen. Soweit die Polizei auf der Verbraucherebene mit Kokainkonsumenten konfrontiert wird, handelt es sich überwiegend um Polytoxikomane. Die Mehrzahl der Konsumenten ist dabei dem Kreis der Heroinabhängigen zuzurechnen, die Kokain im Zusammenhang mit Heroin konsumierten. Soweit Angaben zum Konsum gemacht wurden, ist die Beliebheit des Kokains höher als die des Heroins eingestuft worden, weil ersteres als ungefährlicher angesehen wird.

Eine 2. Gruppe der Kokainkonsumenten rekrutiert sich aus der Cannabisszene. Anders als bei der 1. Gruppe, soll bei diesen Konsumenten eher der Status der Zugehörigkeit zu einer bestimmten Gruppe, nämlich dem Jet-Set oder „Möchtegern-Jet-Set" deklariert werden. Auffällig und zugleich negativ wie bei der 1. Gruppe ist, daß auch in dieser Gruppe die Beliebtheitsskala des Kokains steigt und die Gefahren des Kokainmißbrauchs in Abrede gestellt werden.

Aus den genannten Faktoren ist der Schluß zu ziehen, daß von einer Beruhigung der Rauschgiftlage im Kokainbereich nicht ausgegangen werden kann.

Amphetamine

Wie bei Kokain, ist auch bei den Amphetaminsicherstellungen beim Vergleich der zur Disposition stehenden Sicherstellungszeiträume vordergründig kein Trendanstieg erkennbar. Differenziert und langfristiger betrachtet muß jedoch in eine Prognose einbezogen werden, daß

- 1986 die Sicherstellungsmengen gegenüber 1985 von 28 kg auf 85 kg zugenommen haben,
- in der Bundesrepublik insgesamt 34 illegale Labors aufgespürt und ausgehoben werden konnten, wobei bis dahin angenommen wurde, daß die Versorgung überwiegend über die Niederlande erfolgen und der Amphetaminmißbrauch in der Bundesrepublik eine mehr untergeordnete Rolle spielen dürfte,
- gleichzeitig eine Zunahme der Amphetamindelikte und der Amphetaminerstverbraucher zu verzeichnen waren,
- damit korrespondierend Todesfälle durch Amphetaminmißbrauch festgestellt werden mußten,
- 1987 schon wieder 22 Labors ausgehoben worden sind.

Erschwerend und nicht gerade gefahrenhemmend wirkt sich im Amphetaminbereich aus, daß

- die Herstellung vom Amphetaminen auch von Laien leicht erlernbar ist,
- aufwendige Laborutensilien zur Herstellung von Amphetaminen nicht benötigt werden,
- die zur Herstellung von Amphetaminen benötigten chemischen Vorsubstanzen keiner gesetzlichen Kontrolle unterliegen und verhältnismäßig einfach über den Handel zu beziehen sind.

Dazu kommt, daß auch die Beliebtheitsskala des Amphetaminkonsums ansteigt und eine entsprechende Nachfrage besteht.

Selbst wenn Sie mir nun vorwerfen, daß auch derart analytische Betrachtungsweisen aufgrund zu vieler Imponderabilien für den Versuch einer Prognose immer noch nicht als ausreichend und als zu spekulativ anzusehen sind, möchte ich dennoch ein Resümee ziehen:

1) Die Lage wird sich meines Erachtens in absehbarer Zeit nicht entspannen,
2) Kokain und Amphetamin erfreuen sich großen „Zuspruchs" bei den Verbrauchern; es wird ein steigender Trend zu verzeichnen sein,
3) Anzeichen für eine Abkehr vom Heroin sind für mich nicht erkennbar.

Wenn ich eine Langzeitprognose abgeben sollte, so meine ich, daß wir uns alle noch langfristig mit Drogenproblemen zu beschäftigen haben. Wir sollten uns dabei im Interesse der eigentlich Betroffenen, hier meine ich die Abhängigen und ihr engeres soziales Umfeld, darum bemühen, daß die Drogenproblematik von der Öffentlichkeit verstanden und mitgetragen wird. Sporadisch hoch- oder heruntergerechnete Drogentote und damit verbundene Deklarationen über Verschärfungen oder Entspannungen der Lage bringen keinen Nutzen.

Der Tod des Drogenkonsumenten: Geschehensablauf, Häufigkeit sowie Nachweisbarkeit und Prognose

M. Oehmichen und M. Staak*

Einleitung

Als fatalste Konsequenz der Drogenabhängigkeit ist der „Drogentod" anzusehen. Diese Folge ist nahezu jedem Drogenabhängigen vom ersten Einstieg in die „harte" Droge bekannt und wird als unvermeidliches Risiko akzeptiert.

Anfang jeden Jahres – aber auch zur Mitte mancher Jahre[1] – werden Angaben zur Zahl der Drogentoten in den Publikationsorganen wiedergegeben – mit Hinweis auf den „Trend" bzw. auf eine „Trendwende". Diese Zahlen wirken wie die Spitze eines Eisberges, die einen Hinweis auf die Dunkelziffer der Anzahl Drogenabhängiger geben soll.

Das Thema „Der Tod des Drogenkonsumenten" möchten wir unter drei Gesichtspunkten ansprechen:

1) Wie hat man sich den Geschehensablauf bei Tod infolge der Einnahme von Drogen vorzustellen?
2) Wie oft wird der „Drogentod" registriert und wie valide sind diese Daten?
3) Ist der Tod die unausweichliche Folge des Einstiegs in die „harte" Droge?

Zum tödlichen Geschehensablauf

Der Tod durch Betäubungsmittel kann plötzlich durch ein Organversagen im Sinne einer akuten Vergiftung eintreten, – er kann aber auch Folge einer sukzessiven, d.h. chronisch-organischen und psychischen Schädigung sein.

Akute Vergiftung

Grundlage für Überlegungen zum akuten Organversagen sind zwei pharmakologische Grundprinzipien:

---

* Herrn Kriminaloberrat P. Vowe, Bundeskriminalamt Wiesbaden, sei freundlichst für die Zusammenarbeit und Überlassung von zusätzlichen Daten des BKA gedankt.

[1] Drogentote bis Ende August 1987 in der BRD laut Angaben des Bundesinnenministeriums: 234 Menschen (Kölner Stadtanzeiger, 27.9.87); Drogentote bis 28.September 1987 in Nordrhein-Westfalen (NRW) laut Angaben des Innenministeriums von NRW: 69 Menschen (Kölner Stadtanzeiger, 29.9.87).

1) Die BTM-Abhängigkeit im Sinne einer Sucht ist u.a. definiert durch die psychische und physische Abhängigkeit sowie die Tendenz zur Dosissteigerung;
2) in Abhängigkeit von der Dosis kann praktisch jede Substanz, die in den Körper eingebracht wird, toxisch oder tödlich wirken.

Der akute Drogentod wird mit dem Begriff des „goldenen Schusses" gekennzeichnet: Es wird absichtlich (Suizid) oder vesehentlich (Unfall) eine Überdosis der Droge eingenommen, die zum Tode führt. Dabei ist die Frage, welche Dosis tödlich wirkt, in der Regel von der Disposition des betroffenen Opfers abhängig. Bei Drogentoten werden häufig vergleichsweise niedrige Blut- oder Urinspiegel von eingenommenen Drogen, insbesondere Heroin, angetroffen, die von anderen Drogenkonsumenten ohne Komplikationen vertragen werden (Greene et al. 1974; Helpern 1972; – weitere Literatur vgl. Wessel 1986). Entsprechend ist der Begriff der „Überdosis" relativ und hängt von der aktuellen Toleranz ab. Waren die Opfer vor der tödlichen Einnahme längere Zeit „clean", dann kann bereits eine Dosis tödlich wirken, die sie zu Zeiten regelmäßiger BTM-Einnahme gut vertrugen.

Der akute Tod durch eine Überdosis Heroin tritt im Sinne einer zentralen Atemlähmung ein. Durch das Morphin wird das Schaltzentrum des Gehirns, das für die Atmung notwendig ist, gehemmt – mit der Folge eines zentralen Atemstillstandes.

Da das Kokain offensichtlich mittelbar über eine Abdichtung der Plasmamembran gegen eine Rückaufnahme von Katecholaminen (vgl. Kuschinsky u. Lüllmann 1981) über eine Erhöhung des endogenen Katecholaminspiegels die gewünschte psychische Wirkung bedingt, sind die Wirkmechanismen bei akuter Überdosierung von Kokain und Amphetamin identisch einzuschätzen. Wenn auch der tödliche Mechanismus im einzelnen bisher nicht bekannt ist, so muß davon ausgegangen werden, daß es ursächlich ein primäres Herzversagen ist, wenn nicht sekundäre Folgen der Katecholaminwirkung – wie intrakranielle Blutungen (Wojak u. Flamm 1987) oder Herzinfarkte (Kossowsky u. Lyon 1984; Simpson u. Edwards 1986) – zum Tode führen (Übersicht: Ward et al. 1983; Mittleman u. Wetli 1984, 1987; Klug et al. 1986).

Diese Beispiele einer akut-tödlichen „reinen" BTM-Vergiftung sollen genügen. Es besteht jedoch auch kein Zweifel daran, daß einerseits die Zusatzstoffe bei i.v. applizierten Substanzen, andererseits die Kombination von Drogen eine wesentliche Rolle im Rahmen der tödlichen Geschehensabläufe Drogenabhängiger spielen können (Püschel et al. 1984).

Die chronische Vergiftung

Die sukzessiv-chronische Organschädigung äußert sich überwiegend in Form von Infektionen, die sich vor allem in der Leber, den Lungen und Nieren etablieren – überwiegend als Folgeerscheinungen nichtsterilisierter Spritzen und Nadeln. Hierzu gehören Sepsis, Pneumonie, Hepatitis, Nephritis und – neuerdings – Aids.

Die Tötungsdelikte

Etwas schwieriger sind tödliche Folgen zu klassifizieren, die sich in Form eines Suizides wegen „Lebensüberdruß" infolge der Abhängigkeit bzw. in Form eines Homizides im Rahmen der Beschaffung von Drogen eine Rolle spielen. Die „Szene" führt zweifelsohne zu einer Gefährdung in beiderlei Richtungen. Drogenabhängige neigen mehr als Nichtabhängige zum Suizid, wobei im Einzelfall einer „Überdosierung" die Differenzierung zwischen Unfall und Suizid schwierig oder unmöglich sein kann (Bron 1976; Haring 1980; Feuerlein 1982), besonders wenn auch der „unbewußte" Suizid berücksichtigt wird (Bron 1976).

Die Kriminalstatistik

Ausgehend von der Überlegung, daß jeder BTM-Abhängige innerhalb eines absehbaren Zeitintervalls „schleichend" seine Dosis auf ein Niveau steigert, bei dem das eingenommene Betäubungsmittel schließlich die tödliche Grenze überschreitet, stellt sich die Frage nach der Zahl der Drogentoten.

Seit etwa 1970 stehen umfangreiche statistische Angaben über die Anzahl der Drogentoten in der BRD zur Verfügung. Die Daten werden zentral im BKA gesammelt und jährlich veröffentlicht. Im folgenden stützten wir uns im wesentlichen auf die durch das BKA veröffentlichten Angaben (Polizeiliche Kriminalstatistik des BKA Deutschland).

Die Zahl der Drogentoten (1970–1986)

Seit 1970 läßt sich die Anzahl der Drogentoten in der Bundesrepublik Deutschland verfolgen (Abb. 1). Es zeigt sich ein weitgehend gleichmäßiger Anstieg bis zum Jahre 1979[2], indem eine Gesamtzahl von mehr als 600 Drogentoten registriert wurde. Danach ist ein Abfall auf ein Plateau zu beobachten, das eine jährliche Anzahl von 300 bis 500 Drogentoten wiedergibt.

Gleichzeitig werden auf der Graphik die betroffenen Geschlechter wiedergegeben: Zweifelsohne überwiegen zu allen Untersuchungszeitpunkten die Männer; allerdings nimmt die Anzahl der betroffenen Frauen relativ zu, so daß sich das Verhältnis der Männer zu Frauen innerhalb der Jahre zu Ungunsten der Frauen verändert. Das Verhältnis männlicher zu weiblicher Drogentoten beträgt:

1975   4,9 : 1
1979   3,9 : 1
1985   2,6 : 1
1986   3,8 : 1.

---

[2] 1979 wurde die unten aufgeführte Definition des „Drogentoten" eingeführt, wobei u. a. auch der Suizid des BTM-Abhängigen mit in die Statistik einbezogen wurde. Es bleibt unklar, ob – und in welchem Ausmaß – diese Definition Einfluß auf die Statistik des Drogentoten nahm und zu dem Peak im Jahre 1979 führte oder ob möglicherweise das in diesem Jahr eingeführte, hochprozentige Heroin ursächlich war.

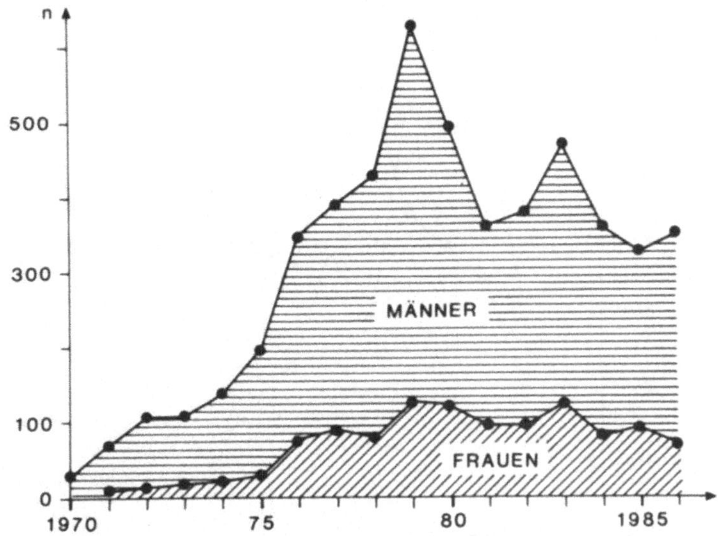

Abb. 1. Die Zahl der Drogentoten in der Bundesrepublik Deutschland von 1970–1986, getrennt nach den Geschlechtern

Wenn auch während der Jahre 1979–1985 eine Tendenz der Zunahme von BTM-abhängigen Frauen erkennbar wurde, so hat sich diese Tendenz 1986 offenbar zurückgebildet. Berücksichtigt man ferner noch die Zahlen des Jahres 1987 (Stand 10. 12. 1987), dann wird eine eher gegenläufige Tendenz erkennbar: Das Verhältnis beträgt dann 5,2 : 1.

Wird die Häufigkeit der Drogentoten mit der Anzahl registrierter BTM-Erstkonsumenten in den Jahren 1975–1986 verglichen (Abb. 2), dann zeigt sich unter Berücksichtigung einer Linksverschiebung ein ähnlicher Verlauf der Häufigkeitsverteilung. Die Anzahl der Erstkonsumenten bleibt über die Jahre 1981–1986 etwa gleich groß zwischen 3000 und 5000, – d.h. eine wesentliche Zunahme ist nicht erkennbar.

Geht man jedoch von der Anzahl der Erstkonsumenten in den Jahren 1975–1980 aus, die insgesamt mindestens 46000 beträgt (bei großer Dunkelziffer, da nur die registrierten Erstkonsumenten berücksichtigt wurden), dann beträgt unter der Annahme, daß ein BTM-Abhängiger den Einstieg in die harte Droge 1–10 Jahre überlebt, der Prozentsatz der Drogentoten in den Jahren 1980–1985 mit 2000–3000 Todesfällen ca. 6,5%.

Vergleicht man das Lebensalter der Drogentoten in den Jahren 1971–1986, dann läßt sich folgende Entwicklung erkennen (Abb. 3): Das Lebensalter nimmt mit zunehmenden Jahren zu. Dies wird auch bei Berechnung des mittleren Durchschnittsalters der Drogentoten in den Jahren 1982–1986 erkennbar:

1982   25,6 Jahre
1983   26,0 Jahre
1984   27,0 Jahre
1985   27,0 Jahre
1986   28,0 Jahre.

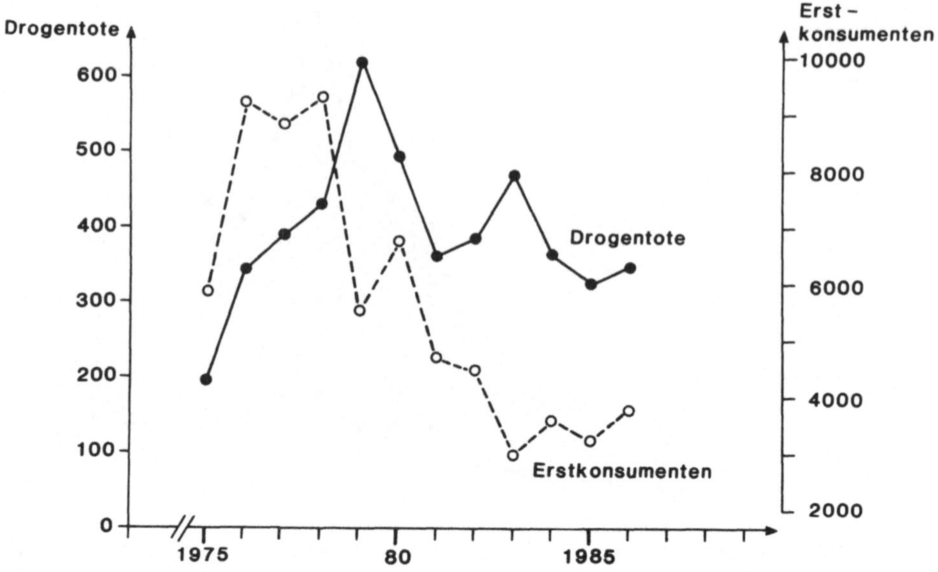

Abb. 2. Anzahl der Drogentoten und Erstkonsumenten der Bundesrepublik Deutschland von 1975–1986

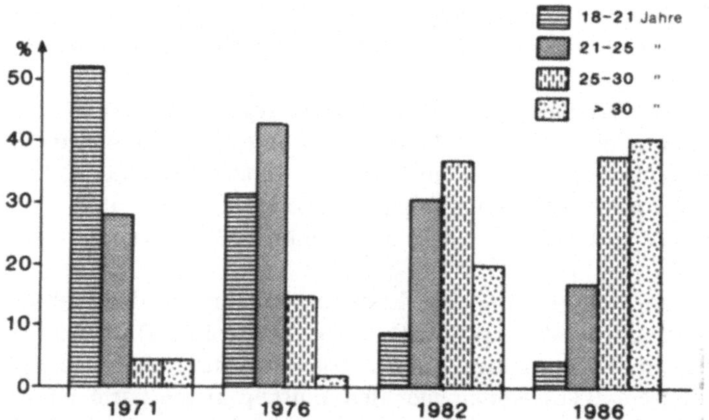

Abb. 3. Veränderung der Altersstruktur der Drogentoten der Bundesrepublik Deutschland während der Jahre 1971–1986

In den einzelnen Bundesländern ist die Anzahl der Drogentoten – bezogen auf je 1 Mio. Einwohner – unterschiedlich. Werden nur die 3 Bundesländer einschließlich West-Berlin berücksichtigt, in denen die meisten Drogentoten überhaupt registriert werden (Bremen, Hessen, Nordrhein-Westfalen; vgl. Abb. 4), dann läßt sich eine identische Entwicklung der Anzahl – unabhängig vom Bundesland – erkennen. Andererseits jedoch erkennt man auch, daß insbesondere in Berlin und Bremen die relative Anzahl der Drogentoten außerordentlich groß ist.

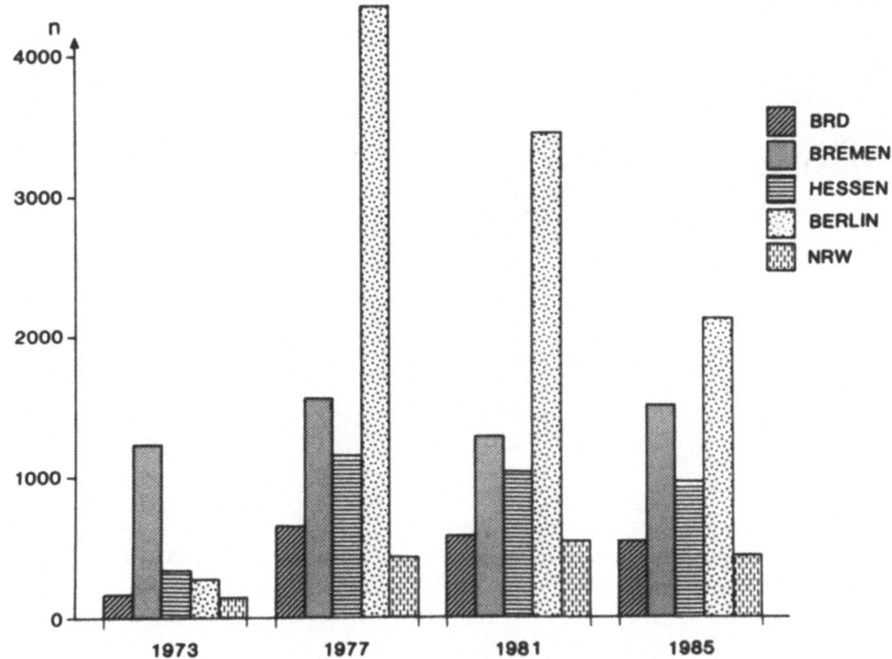

Abb. 4. Anzahl der Drogentoten in 3 Bundesländern sowie West-Berlin, in denen die größte
Anzahl der Drogentoten - bezogen auf je 1 Mio. Einwohner - in der BRD registriert wurden

Die Drogentoten des Jahres 1986

Das BKA hat die Drogentoten des Jahres 1986 genauer erfaßt: Es handelt sich um
insgesamt 348 Drogentote, deren polizeilichen Unterlagen - soweit vorhanden -
eingesehen wurden.

Werden diese Drogentoten entsprechend dem Geschlecht und den Bundesländern - einschließlich West-Berlin - aufgeschlüsselt, dann ergeben sich Verhältnisse, wie sie in Tabelle 1 zusammengestellt wurden. Die Verteilung auf die Bundesländer entspricht den bereits gemachten Angaben. Auffällig ist jedoch
bezüglich der Geschlechtsverteilung eine außerordentlich hohe Inzidenz des weiblichen Geschlechtes in Berlin, Bremen und Hamburg.

Die Todesursache wurde in bis zu 75% der Fälle im Sinne einer „Intoxikation"
aufgeführt (Abb. 5), überwiegend im Sinne einer Überdosis von Heroin. Bei 33%
der Fälle werden in der Statistik nicht Todesursachen, sondern Todesarten (Mord,
Krankheit, Unfall, Suizid) angegeben; Unfall ist dabei nicht im Sinne einer Überdosierung von Betäubungsmitteln zu verstehen. Ein möglicher (kausaler) Zusammenhang zwischen BTM-Konsum und Krankheit oder Mord wurde zwar angenommen, aber im Detail nicht nachgewiesen, auch wenn dieser Zusammenhang
im Einzelfall evident sein mag.

Bei dem Auffindeort (Abb. 6) handelte es sich in etwa 66% der Fälle um eine
Wohnung, während das restliche Drittel in öffentlichen Plätzen, Straßen, Toiletten,
Krankenhaus usw. tot aufgefunden wurde.

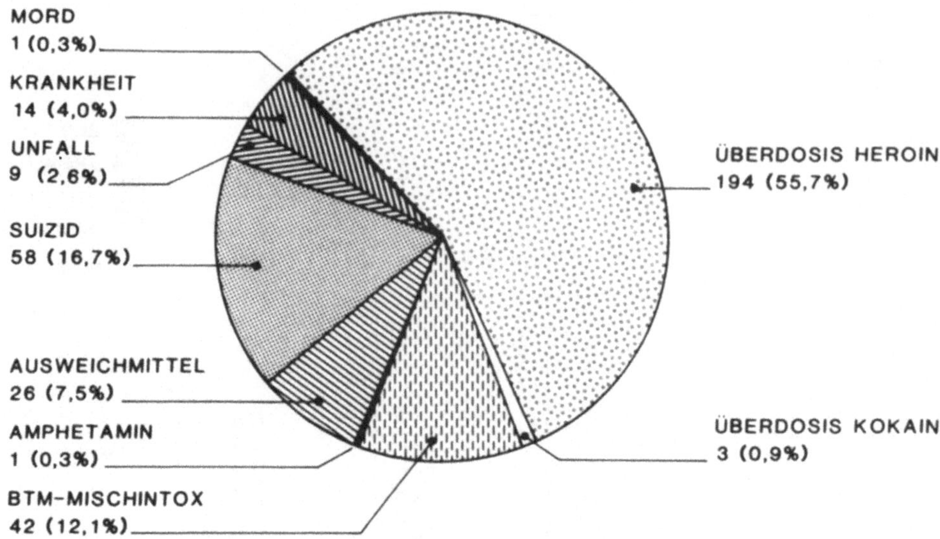

Abb. 5. Todesursache im Sinne von Intoxikationen, Gewalteinwirkung (Mord, Unfall, Suizid) und Krankheiten bei Drogentoten im Jahre 1986 (n = 348)

Tabelle 1. Drogentote in den Bundesländern einschließlich West-Berlin des Jahres 1986 (n = 348): Geschlechtsverteilung

	Gesamt	m. [%]	w. [%]
Berlin	55	63,6	36,4
Bremen	22	68,2	31,8
Hamburg	20	75,0	25,0
Saarland	4	75,0	25,0
Baden-Württemberg	32	78,1	21,9
Rheinland-Pfalz	14	78,6	21,4
Bayern	38	81,6	18,4
Nordrhein-Westfalen	67	82,1	17,9
Hessen	69	87,0	13,0
Niedersachsen	21	95,2	4,8
Schleswig-Holstein	6	100,0	0,0
BRD	348	79,3	20,7

Fragt man sich nach der zuletzt konsumierten Droge, ergeben sich Verhältnisse, wie sie in Abb. 7 wiedergegeben werden: Überwiegend handelte es sich um Heroin bzw. Heroin zusammen mit Ausweichmitteln (68% der Fälle). Kokaintodesfälle waren vergleichsweise selten beobachtet worden (1,4%).

Fragt man ferner nach den Konsumgewohnheiten der Drogentoten, ergeben sich Verhältnisse, die in Tabelle 2 zusammengestellt wurden: Überwiegend handelte es sich um Politoxikomane (73,9%), wobei der Heroinkonsum überwog.

Wesentlich erscheint schließlich die Frage nach der Zeit, die die erste Einnahme einer harten Droge überlebt wurde. Faßt man die Drogentoten, unabhängig von

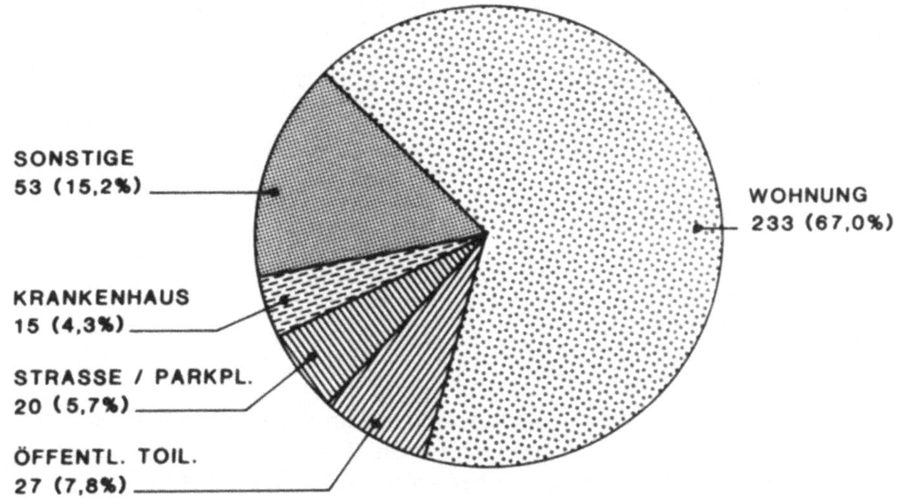

Abb. 6. Auffindeort der Drogentoten im Jahre 1986 (n = 348)

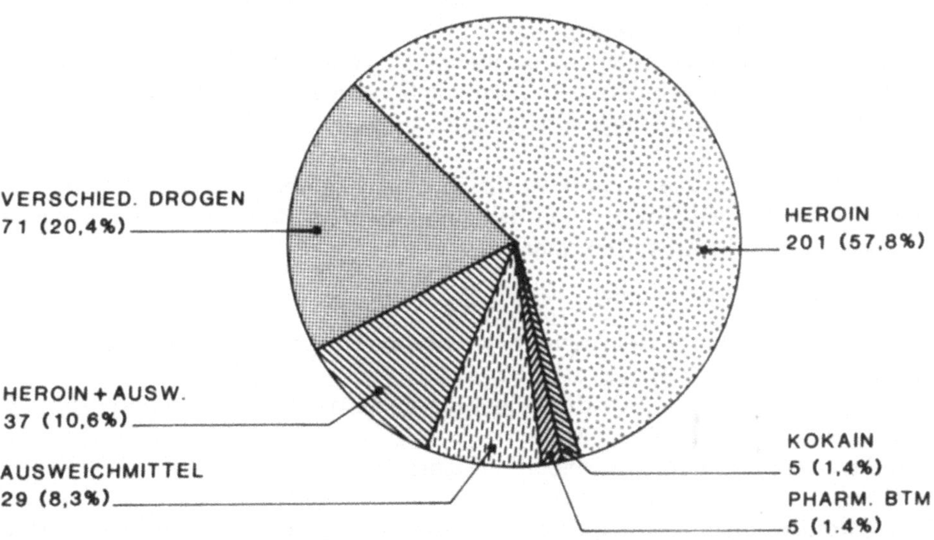

Abb. 7. Die von den Drogentoten des Jahres 1986 zuletzt konsumierten Drogen (n = 348)

Tabelle 2. Drogentote in der BRD des Jahres 1986 (n = 348): Konsumgewohnheiten

Monotoxikomane (n = 91 ≙ 16,1%)		Politoxikomane (n = 257 ≙ 73,9%)	
Heroin	78	Heroin	116
Cannabis[a]	8	zugügl. Cannabis	97
Kokain	1	Kokain	5
Morphinbase	1	Morphin	4
Keine Angabe	3	LSD	18
		Rohopium	5
		Amphetamine	2

[a] Tod durch Unfall/Suizid.

den Geschlechtern, zusammen, dann ergibt sich im Mittel eine Überlebenszeit von 8,1 Jahre (n = 348); auffällig geringer ist die Überlebenszeit der Drogenttoten weiblichen Geschlechts (n = 72): sie beträgt nur 6,5 Jahre im Mittel.

Die Validität der Statistik des BKA

Welche Wertigkeit ist den Zahlen der amtlichen Statistik bzw. den Zahlen des BKA zuzumessen? Voraussetzung für eine sinnvolle Statistik ist eine einheitliche Definition dessen, was unter „Drogentoten" verstanden wird. In der 41. Sitzung der Ständigen Arbeitsgemeinschaft „Rauschgift" wurde am 10.11. 1979 über einen Beschluß „Der meldepflichtige Drogentod" definiert:

Meldepflichtig sind alle Todesfälle, die in einem kausalen Zusammenhang mit dem mißbräuchlichen Konsum von Betäubungsmitteln oder von als Ausweichmitteln verwendeten Ersatzstoffen stehen.

Hierunter fallen insbesondere

1) Todesfolge infolge beabsichtigter oder unbeabsichtigter Überdosierung,
2) Todesfälle infolge lanzeitigem Mißbrauchs,
3) Selbsttötungen aus Verzweiflung über die Lebensumstände oder unter Einwirkung von Entzugserscheinungen,
4) tödliche Unfälle unter Drogeneinfluß stehender Personen.

Erfaßt werden sollten ausschließlich die Personen, die unter oben genannte Definition fallen und die innerhalb der Bundesrepublik starben.

Wenn somit eine Definition erst seit 1979 existiert, müssen die Zahlen der Bundesländer aus den vorhergehenden Jahren in Frage gestellt werden.

Des weiteren stellt sich das Problem, wieweit tatsächlich eine Kongruenz der Länderzahlen mit der Bundesstatistik existiert: Auf ein Anschreiben an die Bundesländer erhielten wir dankenswerterweise z. T. Auskunft über die jeweils dort registrierten Drogentoten. Es zeigte sich, daß teilweise unterschiedliche Zahlen in der Registratur der Länder und des BKA betanden (Tabelle 3). Diese differenten Zahlen erklären sich sicher z. T. durch unterschiedliche Abfragestichtage, - z. T.

Tabelle 3. Inkongruenz der Anzahl registrierter Drogentoter von 3 Bundesländern im Vergleich mit der Erfassung durch das BKA

	Bayern		Nordrhein-Westfalen		Saarland	
	Land[a]	BKA	Land[b]	BKA	Land[c]	BKA
1982	33	33	78	77	2	2
1983	37	35	112	109	6	5
1984	49	40	88	86	3	3
1985	33	33	76	73	5	5
1986	38	38	67	67	4	10
1982–1986	181	179	421	412	20	25

[a] Bayrisches Staatsministerium des Inneren.
[b] LKA Nordrhein-Westfalen.
[c] Ministerium für Arbeit, Gesundheit und Sozialordnung, Saar.

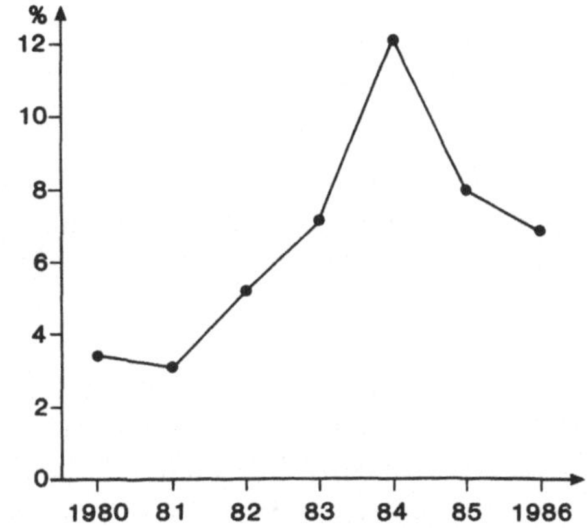

Abb. 8. Prozentualer Anteil der deutschen Drogentoten im Ausland – bezogen auf die Gesamtzahl der Drogentoten in der BRD der Jahre 1980–1986

durch unterschiedliche Erfassungskriterien, die möglicherweise bei nichtpolizeilichen Behörden zum Tragen kommen können.

Aus den Jahren 1980–1986 konnten Angaben über deutsche Drogentote im Ausland erhalten werden (Abb. 8). Diese Drogentote werden in der offiziellen Statistik nicht berücksichtigt, obgleich der Prozentsatz zwischen 4 und 12 – bezogen auf die Gesamtzahl der Drogentoten in der BRD – gelegen ist.

In diesem Zusammenhang stellt sich auch die Frage, wie im Ausland der „Drogentod" definiert wird, da einerseits von dieser Definiton wohl auch abhängt, welche Todesfälle deutscher Bundesbürger als drogentote Fälle registriert werden; andererseits ist von der Antwort auch das Problem des Vergleichs statistischer Angaben der Länder untereinander abhängig.

Unter Berücksichtigung der 4 Punkte, die in die Definition der BRD mit einbezogen sind (vgl. Definition), zeigen sich erhebliche Unterschiede. Eine identische Definition liegt in Dänemark, Irland und Österreich vor; Punkt 1, 3 und 4 werden in der Schweiz und Spanien mit berücksichtigt, Punkt 1 und 4 in Frankreich, ausschließlich Punkt 1 in Belgien, Italien, Monaco und Norwegen. Griechenland und

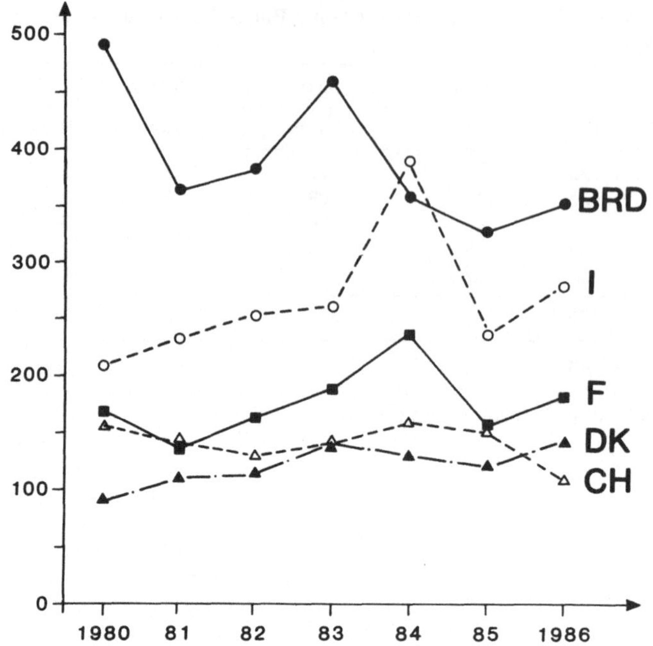

Abb. 9. Gesamtzahl der amtlich registrierten Drogentoten der Jahre 1980–1986 in einigen mitteleuropäischen Ländern im Vergleich zur BRD

Großbritannien legen keine eigene Definition des „Drogentoten" vor. In den Niederlanden werden Drogentote nur unvollständig oder überhaupt nicht gezählt.

Will man entsprechend einen Vergleich der Angaben aus unterschiedlichen mitteleuropäischen Ländern vornehmen (vgl. Abb. 9), dann dominiert über die Jahre 1980 bis 1986 zweifelsfrei die BRD; wieweit die Angaben der übrigen Länder, insbesondere von Frankreich und Italien, verglichen werden können, muß unbekannt bleiben.

Auch innerhalb der Bundesrepublik stellt sich die Frage nach der Vergleichbarkeit der Anzahl Drogentoter in den unterschiedlichen Bundesländern, wenn man nach der Entstehung der Zahlen fragt. Die oben genannte Definition setzt einen „kausalen" Zusammenhang von Tod und mißbräuchlichem Konsum von Betäubungsmitteln voraus: Wie bereits festgestellt, wird in der Überzahl der Fälle davon ausgegangen, daß der Tod infolge einer Überdosierung von Betäubungsmitteln eingetreten ist.

Diese Diagnose, die am Ende auch den Kausalzusammenhang als gegeben zur Folge hätte, setzt jedoch eine intensive Untersuchung der Leiche voraus, wobei insbesondere zur Frage der Überdosierung eine chemisch-toxikologische Untersuchung vorliegen muß.

Obduktionen werden jedoch in den meisten Ländern nicht regelmäßig durchgeführt: Auf eine Anfrage des BKA konnte festgestellt werden, daß Obduktionen von Drogentoten ausschließlich in folgenden Ländern regelmäßig durchgeführt werden:

Bayern,
Berlin,
Bremen,
Hamburg,
Hessen.

Eine Obduktion wird ferner bei Verdacht auf Fremdeinwirkung bzw. bei ungeklärter Todesursache in folgenden Ländern durchgeführt:

Niedersachsen,
Nordrhein-Westfalen.

Eine Indikation für eine Obduktion von fraglichen Drogentoten besteht schließlich nur bei Verdacht auf Fremdeinwirkung in folgenden Ländern:

Baden-Württemberg,
Saarland,
Schleswig-Holstein.

Aufgrund dieser Angaben wäre davon auszugehen, daß insbesondere in den Ländern, in denen angeblich regelmäßig eine Obduktion Drogentoter stattfindet, die entsprechenden Ergebnisse der Obduktion und des chemisch-toxikologischen Befundes auch in die Statistik eingehen. Das muß in Frage gestellt werden. Geht man u.a. davon aus, daß die vom Staatsministerium des Inneren aus München uns freundlicherweise zur Verfügung gestellte Aufstellung über die Drogentodesfälle der Jahre 1982–1986 Grundlage der statistischen Erhebung sind, dann wurden Obduktionsbefunde und chemische Analysen nicht berücksichtigt. Zweifelsohne wird hier das Dilemma jeder Kriminalstatistik deutlich, die einerseits ausschließlich auf dem ersten Augenschein beruht und andererseits eine „Kausalität" berücksichtigen sollte (vgl. Brunner 1985).

Zweifelsohne ist in den Ländern, in denen eine Obduktion nicht regelmäßig durchgeführt wird, die Anzahl der registrierten Todesfälle als fraglich anzusehen. Im Großraum Köln wurden die Zahl der amtlich registrierten Drogentoten der Anzahl durchgeführter gerichtlicher Leichenöffnungen gegenübergestellt (Abb. 10). Einerseits wird erkennbar, daß nur etwa die Hälfte der registrierten Todesfälle tatsächlich obduziert wurde; zum anderen wurden im Jahre 1985 durch eine Leichenöffnung insgesamt 2 Fälle mehr erfaßt, die der Definition eines „Drogentoten" entsprachen, die aber in der amtlichen Statistik nicht erfaßt wurden.

Legt man somit die amtliche Kriminalstatistik jedwelchen Schlußfolgerungen zugrunde, dann bleibt am Ende v.a. die Kritik an der Methode der Klassifizierung. Solange ihr auf der einen Seite keine einheitliche Ausführungsbestimmung (z.B. Obduktion) zugrunde gelegt wird und auf der anderen Seite nicht der erste Augenschein, sondern ein Untersuchungsergebnis als Grundlage für die statistische Erhebung angesehen wird, sind alle Daten nur eingeschränkt verwertbar.

Natürlich bleibt nach dieser Vorinformation offen, wie die oben aufgeführten Zahlen, insbesondere die aus dem Jahre 1986, überhaupt zustande kommen konnten, – insbesondere die Antwort auf die Frage nach der Todesursache.

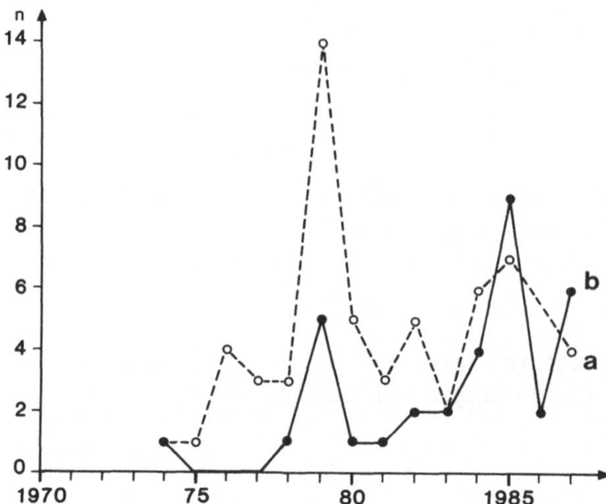

Abb. 10. Gegenüberstellung der registrierten Drogentoten (**a**, Statistik der Kriminalpolizei, Köln) und der Anzahl der durch eine gerichtliche Leichenöffnung verifizierten Drogentoten (**b**, Institut für Rechtsmedizin, Köln) in Köln der Jahre 1974–1987

Zur Prognose des Betäubungsmittelkonsums

Geht man von der oben gegebenen Definition der Sucht aus, dann muß der Tod die unausweichliche Folge des Einstiegs in die harte Droge sein. Aufgrund eines Vergleichs der Anzahl der Erstkonsumenten der Jahre 1975–1980 mit der Anzahl der Drogentoten von 1980–1985 in der BRD muß bereits vermutet werden, daß diese Schlußfolgerung falsch sein könnte. In die gleiche Richtung weisen auch die letzten, persönlich mitgeteilten Angaben von Lange aus Hamburg: Von 3525 in Hamburg seit 1969 registrierten Drogenabhängigen sind bis Juni 1987 330 verstorben, d. h. 10%.

Werden detaillierte Follow-up-Studien zugrunde gelegt, in denen der Verlauf und das Überleben einer bestimmten übersehbaren Gruppe von Drogenabhängigen verfolgt wird, dann läßt sich eine Letalität – bezogen auf 10 Jahre – von etwa 12–18% erkennen (vgl. Tabelle 4).

Wesentlich erscheint daneben auch die der gleichen Tabelle zu entnehmende Information, daß 40–50% aller Konsumenten harter Drogen ausgestiegen sind, d. h. daß für knapp 50% aller Drogenabhängigen der Konsum harter Drogen nur eine vorübergehende Phase des Lebens darstellt (Robins 1979). Lange geht davon aus, daß die Anzahl konstant geblieben ist und stagniert. Anfänger und Aufhörer weisen allen Anschein nach eine ähnliche Größenordnung auf.

Fragt man nach der mittleren Gesamtdauer des Drogenkonsums, dann ergeben sich Verhältnisse, die von Wessel (1986) zusammengestellt wurden: Der Median-wert der Dauer des Drogenkonsums betrug für die *Todesfälle* 9,6 Jahre, für die *Rehabilitierten* 7,7 Jahre (Tabelle 5).

Allerdings besteht nach Bschor u. Wessel (1983 a, b) kein Zweifel daran, daß für die männlichen Drogenabhängigen eine 12fache, für die weiblichen eine 29fache

Tabelle 4. Mortalität von Drogenabhängigen, bezogen auf 10 Jahre, im internationalen und nationalen Schrifttum

Autor(en)	Stadt	Zugang ab	Todesfälle (bezogen auf 10 Jahre) (%)	Abstinenzquote (%)
Vaillant 1966	New York	1952	12	46
Wille 1981	London	1969	15	?
Andersson et al. 1983	Lund	1971	14	44
Bschor u. Wessel 1983	Berlin	1969	16	39
Lange 1986	Hamburg	1968	18	51

Tabelle 5. Gesamtdauer des Drogenkonsums entsprechend den Angaben von Wessel (1986)

Dauer des Opiatkonsums	Todesfälle (%)	Rehabilitierte (%)
bis 5 Jahre	19	30
5–10 Jahre	60	57
mehr als 10 Jahre	21	13
Überlebenszeit (Medianwert)	7,2 Jahre	6,4 Jahre

Übersterblichkeit besteht, verglichen mit der Sterblichkeit der altersentsprechenden Gesamtbevölkerung. Des weiteren konnten die Autoren durch Darstellung der Überlebenskurven einen linearen Verlauf feststellen, der auf eine ausgesprochen lange Zeitspanne der Gefährdung – auch über die 10-Jahres-Frist hinaus – weist.

Zusammenfassung

Wird die amtliche Kriminalstatistik des BKA der Frage nach der Entwicklung der Anzahl der Drogentoten zugrunde gelegt, dann muß man zur Zeit von einer jährlichen Anzahl von 300–500 Drogentoten ausgehen. Hinweise auf eine Tendenz im Sinne einer Zu- oder Abnahme sind nicht festzustellen. Die anfangs der 80er Jahre beobachtete Zunahme der weiblichen Drogentoten ebenso wie die Anzahl der weiblichen Drogenabhängigen kann entsprechend den Beobachtungen der letzten Jahre als rückläufig angesehen werden.

Im Jahre 1986 konnte eine detaillierte Erfassung der Drogentoten durch das BKA vorgenommen werden, wonach die Überlebenszeit nach erster Einnahme harter Drogen im Mittel 8,1 Jahre betrug, bei – mit 6,5 Jahren – vergleichsweise kurzer Überlebenszeit des weiblichen Geschlechts. Als Todesursache wurde in ¾ der Fälle eine Überdosis von Betäubungsmitteln, insbesondere Heroin, angenommen (Bundeskriminalamt 1970–1980).

Die Wertigkeit der statistischen Erfassung in der BRD ist zweifelsfrei abhängig von der Definition des Drogentoten sowie von den zugehörigen Ausführungsbestimmungen. Solange nicht einheitlich der Drogentod durch eine Obduktion und chemisch-toxikologische Analyse gesichert ist, muß die amtliche Statistik als fragwürdig angesehen werden. Des weiteren kann bei unterschiedlicher Definition des Drogentoten in den verschiedenen mitteleuropäischen Ländern ein internationaler Vergleich bis auf den heutigen Tag praktisch nicht stattfinden.

Wenn auch zweifelsfrei für die BTM-Konsumenten eine Übersterblichkeit vorliegt, die um das 10- bis 30fache höher liegt als die gleichaltriger Nichtabhängiger, so läßt sich aufgrund der bisher zur Verfügung stehenden detaillierten katamnestischen Untersuchungen annehmen, daß etwa 50% aller Konsumenten harter Drogen aus der Szene wieder aussteigen und somit als sogenannte Rehabilitierte anzusehen sind, während maximal 20% der Konsumenten harter Drogen innerhalb von 10 Jahren nach dem Erstkonsum harter Drogen sterben.

Literatur

Andersson B, Nilsson K, Tunving K (1983) Drugs careers in perspective. Acta Psychiatr Scand 67: 249

Bron B (1976) Drogenabusus und Suicidalität. Schweiz Arch Neurol Psychiatr 118: 73–94

Brunner R (1985) Strafverfolgungs- und Kriminalstatistik; Beiträge zur Konfliktforschung. Markus, Köln

Bschor F, Wessel J (1983a) Sterblichkeit Drogenabhängiger im internationalen Vergleich. Lebensversicherungsmedizin 35: 74–80

Bschor F, Wessel J (1983b) Zur Überlebensquote Drogenabhängiger. Dtsch Med Wochenschr 108: 1345–1351

Bschor F, Schommer HG, Wessel J (1984) Risiken und Perspektiven der Drogenabhängigkeit. Dtsch Med Wochenschr 109: 1101–1105

Bundeskriminalamt (1970–1980) Polizeiliche Kriminalstatistik, Wiesbaden

Feuerlein W (1982) Sucht und Suizid. In: Reimer C (Hrsg) Suizid. Ergebnisse und Therapie. Springer, Berlin Heidelberg New York, S 25–33

Greene MH, Luke JL, DuPont RL (1974) Opiate „overdose" deaths in the District of Columbia. I: Heroin-related fatalities. Med Ann D C 43: 175–181

Haring C (1980) Suizid und Drogenabhängigkeit. MMG 5: 41–46

Klug E, Saternus KS, Schneider V (1986) Kokainvergiftung. Arch Kriminol 178: 82–87

Kossowsky WA, Lyon AF (1984) Cocaine and acute myocardial infarction. A probable connection. Chest 86: 729–731

Kuschinsky G, Lüllmann H (1981) Kurzes Lehrbuch der Pharmakologie und Toxikologie. Thieme, Stuttgart

Lange KJ (1986a) Neuere kriminalstatistische Beobachtungen zum Verlauf von Opiatabhängigkeit. Monatsschr Kriminol 69: 105–112

Lange KJ (1986b) Zur Verläßlichkeit bisheriger Befunde zum Thema ‚Herauswachsen aus der Opiatabhängigkeit' - ein Nachtrag. Monatsschr Kriminol 69: 372–373

Mittleman RE, Wetli CV (1984) Death caused by recreational cocaine use. An update. JAMA 252: 1889–1893

Mittleman RE, Wetli CV (1987) Cocaine and sudden ‚natural' death. J Forens Sci 32: 11–19

Püschel K, Teichner M, Arnold W et al. (1984) Forensisch-medizinische und kriminologische Aspekte der Hamburger Rauschgifttodesfälle bis Ende 1982. Suchtgefahren 30: 205–211

Robins LN (1979) Addict careers. In: Dupont RJ (ed) Handbook on drug abuse. U.S. Government Printing Office, Washington/DC, pp 325–336

Simpson RW, Edwards WD (1986) Pathogenesis of cocaine-induced ischemic heart disease. Arch Pathol Lab Med 110: 479–484

Vaillant GE (1966) A twelve-year follow-up of New York narcotic addicts. I. The relation of treatment to outcome. Am J Psychiatry 122: 727

Ward CF, Ward CW, Saidman J (1983) Drug abuse in anesthesia training programs. A survey: 1970 trough 1980. JAMA 250: 922–925

Wessel J (1986) Zur Mortalitätsgefährdung junger Drogenabhängiger. Auswertungen zu den Umständen des Todes bei gestorbenen Süchtigen und Analyse von Biographiemerkmalen im Vergleich mit Rehabilitierten. Inaugural-Dissertation, Berlin

Wille R (1981) Ten-year follow-up of a representative sample of London heroin addicts. I. Clinic attendance obstinence, and mortality. Br J Addict 76: 259

Winick C (1962) Maturing out of narcotic addiction. Bull Narc 14: 1

Wojak JC, Flamm ES (1987) Intracranial hemorrhage and cocain use. Stroke 18: 712–715

EMIT, Drogennachweis im Urin und Serum. Möglichkeiten eines Sofortscreenings

D. Krümpelmann

Der EMIT-Drogennachweis ist derzeit der am häufigsten verbreitete immunologische Test in der Drogenanalytik. Eine umfangreiche Testpalette für Urin- und Serumbestimmungen ist bereits erhältlich. Das EMIT-Verfahren („enzyme multiplied immunoassay technique") ist seit 1974 bekannt. Diese Methode erlaubt schnelle, auch semiquantitative Resultate innerhalb von 1–2 min und ist grundsätzlich leicht handhabbar.

Grundlagen des EMIT-Verfahrens

Das EMIT-Verfahren basiert – wie alle anderen Immunoassays – auf einer Antigen-Antikörperreaktion (Abb. 1). Bei diesem Reaktionsschritt konkurriert das zu bestimmende Antigen (d. h. der Analyt) mit einem in bekannter Menge zugesetzten enzymmarkierten Antigen („Tracer") um den Antigenbildungsort des Antikörpers (kompetitiver Immunoassay; vgl. Literaturverzeichnis).

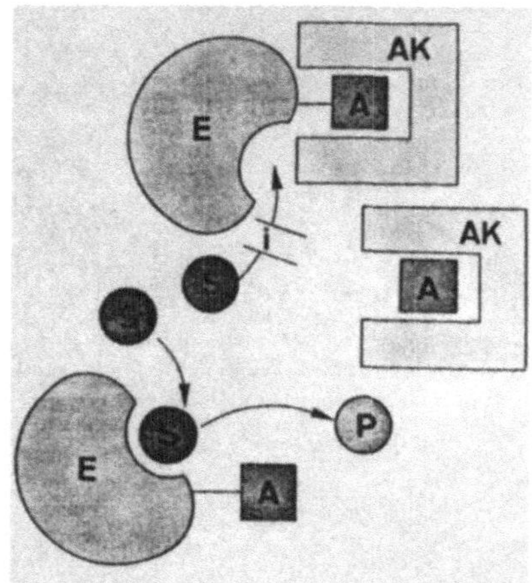

Abb. 1. Prinzip des EMIT-Verfahrens. Dieser Immunoassay ist homogen, daher befinden sich alle Reaktionspartner in einem Gefäß; *E* Enzym (G-6-PDH); *A* Antigen; *I* Inhibition des Enzyms infolge der Antigen-Antikörperreaktion; *S* Substrat (Glucose-6-phosphat); *P* Produkt der Enzymreaktion; (Nicht eingezeichnet wurde das Coenzym NAD/NADH)

EMIT^R, ST^{TM}, ETS^{TM} sind eingetragene Warenzeichen der Firma SYVA, Palo Alto, Ca. (USA).

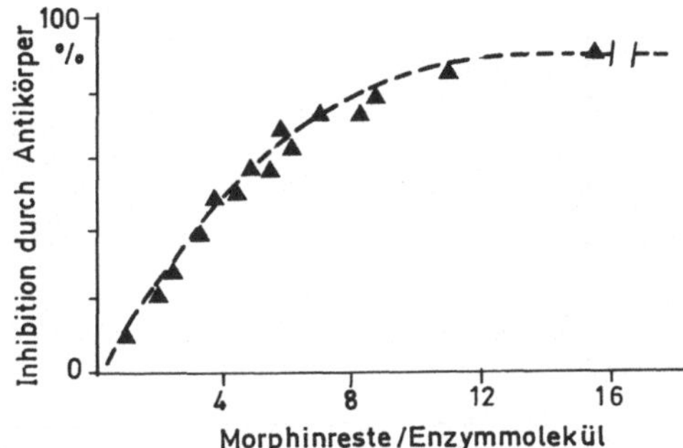

Abb. 2. Einfluß der Antikörperbindung auf die Aktivität von G-6-PDH-Morphin-Konjugaten

Die wichtigste Komponente des EMIT-Verfahrens ist das Enzym Glucose-6-phosphat-dehydrogenase (G-6-PDH), mit dem der „Tracer" markiert ist. Im Gegensatz zum Radioimmunoassay (RIA) bzw. zum immuno-radiometrischen Assay (IRMA) liegt keinerlei Radioaktivität vor. Darüber hinaus bietet das Enzym G-6-PDH den wichtigen Vorteil, daß seine enzymatische Aktivität durch die Bindung an den Antikörper drastisch reduziert wird (Abb. 2). Dadurch entfällt die Notwendigkeit eines Trennschritts zwischen dem nicht an einen Antikörper gebundenen Antigen (freies Antigen) und dem gebundenen Antigen. Somit bietet das EMIT-Verfahren alle Vorteile eines homogenen Immunoassays.

Nach Beendigung der Antigen-Antikörperreaktion wird der Probenlösung das Substrat Glucose-6-phosphat sowie das für die enzymatische Reaktion notwendige Coenzym NAD zugesetzt. Der nicht durch die Antigen-Antikörperreaktion inaktivierte Enzymanteil oxidiert das oben genannte Substrat unter Bildung von NADH. Die Reaktion des Coenzyms kann auf einfache Weise UV-photometrisch zeitabhängig verfolgt werden. Das Ausmaß dieser Reaktion ist der Drogenkonzentration direkt proportional.

Testauswertung

Das EMIT-Verfahren läßt sich qualitativ, halbquantitativ und – im Falle einer Substanz wie bei TDM-Tests (Arzneimittelkontrolle) – auch vollquantitativ durchführen. In Abb. 3 ist eine typische lineare Kalibrationskurve dargestellt.

Im Falle der Drogentests (im Urin oder Serum) ist höchstens eine halbquantitative Auswertung möglich. Das gilt für alle immunologischen Techniken, da prinzipiell ein Antikörper mit einer Gruppe von bis zu 40 Substanzen einer Drogenklasse (z.B. Benzodiazepine) reagiert. Dabei ist die Spezifität des Antikörpers zu den einzelnen Drogen häufig sehr unterschiedlich. Daher sollten in erster Linie qualitative Drogentestergebnisse vom Immunoassay erwartet werden, die – wenn nötig – durch vollquantitative Meßmethoden (z.B. HPLC, GC, GC-MS) gesichert werden können.

Aus den genannten Gründen werden alle EMIT-Drogentests von automatischen und manuellen Gerätesystemen qualitativ ausgewertet. Als Schwellenwert (Grenzwert, oft „cut-off" genannt) dient eine bestimmte Kalibratorkonzentration (Low-Kalibrator oder cut-off-Kalibrator), die so eingestellt wurde, daß mit größt-

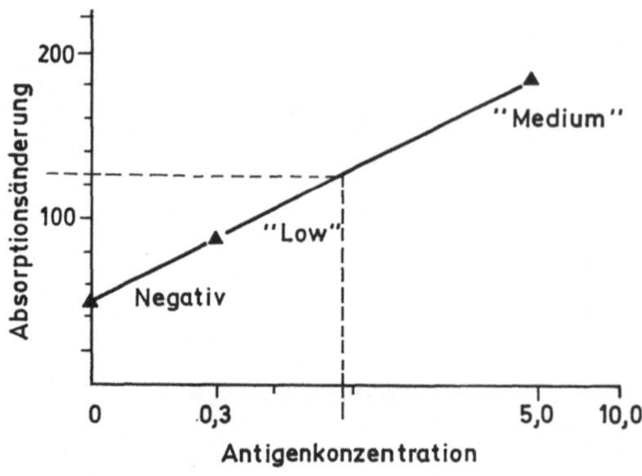

Abb. 3. Typische EMIT-Kalibrations-kurve. Der „Low"kalibrator entspricht dem „cutt-off" (Schwellenwert)

möglicher Sicherheit positive von negativen Proben unterschieden werden können. Der cut-off-Wert darf jedoch auf keinen Fall mit der Empfindlichkeit (Nachweisgrenze) des Verfahrens verwechselt werden, die generell unterhalb des „cut-off" angeordnet und nur auf *eine* Substanz bezogen werden kann.

Grundsätzlich zeichnet sich das EMIT-Verfahren durch hohe Schnelligkeit aus. Bereits nach 90 s liegt ein zuverlässiges Meßergebnis vor. Darüber hinaus ist die EMIT-Technik sehr flexibel in der Anwendung. So können Applikationen auf allen UV-photometrischen Meßgeräten entwickelt werden.

Zur Zeit sind folgende Drogentests erhältlich:

Urinbestimmungen	*Serumbestimmungen*
– Amphetamine	– Äthanol
– Barbiturate	– Barbiturate
– Benzodiazepine	– Benzodiazepine
– Cannabinoide	– Paracetamol (Acetaminophen)
– Kokain	– Tricyclische Antidepressiva
– Methadon	
– Methaqualon	
– Opiate	
– Phencyclidin	
– Propoxyphen	

EMIT-Meßsysteme

Derzeit sind Meßsysteme für den einfachen manuellen Meßbetrieb einzelner Proben sowie Vollautomaten für die Abarbeitung langer Probeserien erhältlich.

Das EMIT-ST™-System (Abb. 4) zeichnet sich neben der erwähnten kurzen Meßzeit von 90 s durch besonders einfache Handhabung aus. Der Anwender muß lediglich mit Hilfe eines speziellen „2fachen" Dispensers gleichzeitig je einmal Kalibrationslösung bzw. Probenlösung und destilliertes Wasser in 2 Teströhrchen geben. In den Teströhrchen sind alle Reagenzien in Pulverform vorgegeben. Nach kurzem Mischen kann sofort im Photometer das qualitative Ergebnis ermittelt

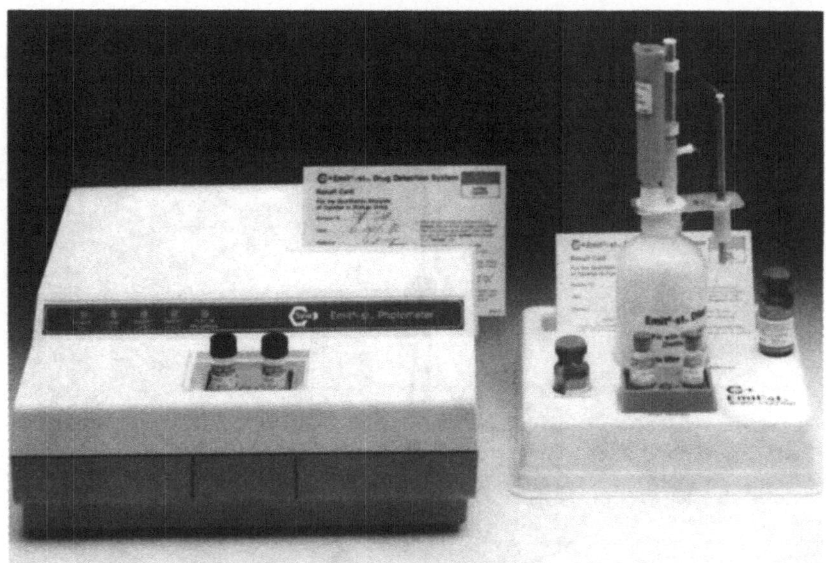

Abb. 4. EMIT-ST-System, bestehend aus Photometer mit Ergebniskartenausgabe sowie Dispenser für Probe bzw. Kalibrator und Wasser

werden, das auf einer Ergebniskarte ausgedruckt wird. Das EMIT-ST-System kann auch außerhalb des Labors problemlos eingesetzt werden, da es leicht in einem dazugelieferten Handkoffer zu transportieren ist. Sogar mit einer Batterie ist ein Betrieb möglich.

Zur Durchführung längerer Meßreihen bietet sich das automatische AutoLab-System an. Dieses System weist einen Probendurchsatz von 60 Bestimmungen/h mit einer Probenkapazität von 40 Urinen auf, die für einen gewählten Parameter durchgemessen und ausgewertet werden.

Der gerade in Deutschland neu vorgestellte Vollautomat ETS™ (Abb. 5) besitzt den Vorteil einer hohen Wirtschaftlichkeit. Dieses System ist geradezu ideal für das Drogenscreening geeignet. Es wird bereits weltweit im Routinebetrieb eingesetzt und gestattet die gleichzeitige Verarbeitung von 16 Urinproben mit einer probenselektiven Testpalette von bis zu 6 verschiedenen Parametern. Die individuellen Testprogramme sind frei wählbar und können leicht auf alle EMIT-Drogentests (Urin) ausgedehnt werden. Die Bedienung des ETS ist denkbar einfach. Alle Testprogramme bleiben auch nach Abschalten des Systems voll erhalten. Ergebnisse werden im Abstand von 30 s ausgedruckt. Das ETS kann jederzeit durch Unterbrechung eines Routinelaufs für Notfallbestimmungen eingesetzt werden.

Damit stehen für eine umfangreiche Drogentestpalette mehrere unterschiedlich konzipierte Meßsysteme zur Verfügung, die den jetzigen und in naher Zukunft zu erwartenden Bedarf für niedrige und hohe Probenaufkommen (einschließlich vollautomatischem Testprogramm) abdecken können. Darüber hinaus wird ständig die Anpassung der Testreagenzien an die neuesten Entwicklungen des Drogen- und Medikamentenmißbrauches verbessert.

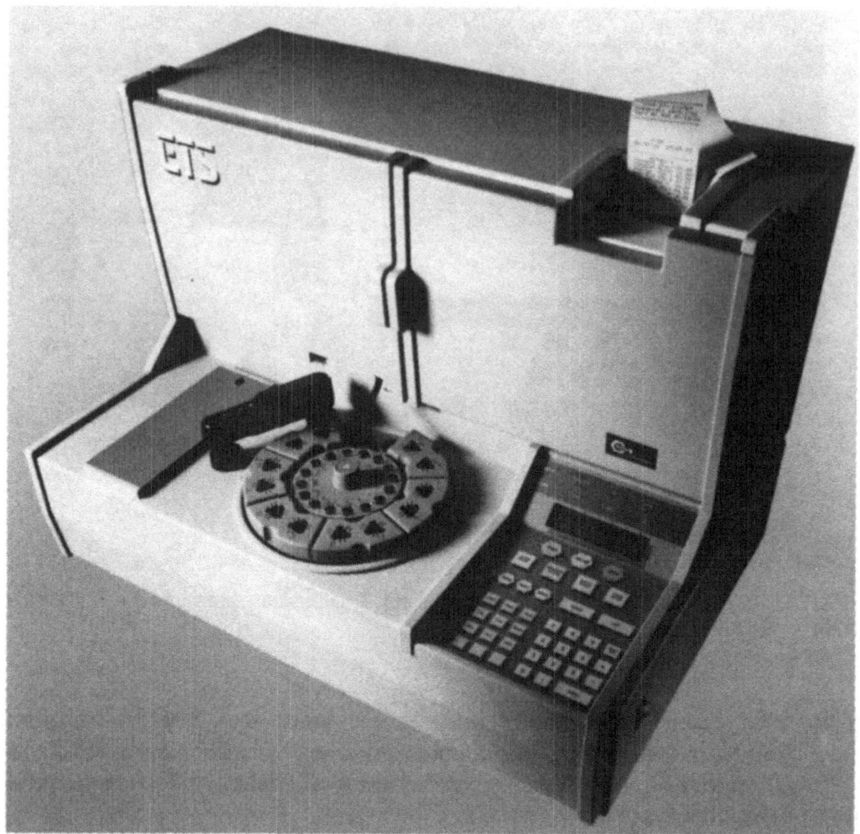

Abb. 5. ETS-System: In der Mitte Reagenzien- und Probenkarussell sowie der Pipettierarm. *Links* befindet sich die Meßstation, *rechts* die Eingabetastatur und LED-Anzeige

Zusammenfassung

Der EMIT-Drogennachweis ist derzeit der am häufigsten verbreitete Immunoassay für die Drogenanalytik. Das Verfahren basiert auf einer infolge einer Antigen-Antikörperreaktion stark veränderten Aktivität des Enzyms G-6-PDH. Die Methode zeichnet sich durch hohe Schnelligkeit aus. Bereits nach 90 s liegt das Testergebnis vor. Das ST-Gerätesystem kann auch außerhalb eines Labors problemlos eingesetzt werden, da es leicht in einem dazu gelieferten Handkoffer zu transportieren ist.

Literatur

Bastiani RJ (1979) The EMIT^R system: A commercially successful innovation. Antobiot Chemother 26: 89–97

Haecker R, Oellerich M (1977) Drug screening by enzyme immunoassay. EMIT and thin-layer chromatography (drug screen). Laboratoriumsmedizin 7: 1–11

Rubenstein KE (1978) Homogeneous enzyme immunoassay today. Scand J Immunol 8: [Suppl. 7]: 57–62 Laboratoriumsmedizin 7: 1–11 (1977)

Rubenstein KE, Schneider RS, Ullmann EF (1972) Homogeneous enzyme immunoassay: a new immunochemical technique. Biochem Biophys Res Comm 47: 846–851

Moderne Methoden des Drogennachweises und ihre Bewertung

H. Käferstein

Einleitung

Es wird geschätzt, daß in der Bundesrepublik Deutschland etwa 60000 bis 80000 Personen Drogen i. v. konsumieren und daß zusätzlich 300000 bis 500000 Menschen medikamentenabhängig sind. Die Bestimmung von Drogen bzw. deren Stoffwechselprodukten in Körperflüssigkeiten kann aus mehreren Gründen angezeigt sein:

1) Zur Feststellung, ob jemand Drogen zu sich genommen hat, beispielsweise bei Ermittlungen im Rahmen der Bekämpfung der Rauschgiftkriminalität oder bei Verkehrsteilnehmern in fraglich fahrunsicherem Zustand,
2) um Wirksamkeit und Erfolg einer laufenden Therapie zu kontrollieren,
3) zur Rehabilitation ehemaliger Drogenkonsumenten, z. B. im Rahmen der Wiedererteilung der Fahrerlaubnis,
4) zur Aufklärung fraglicher akuter Intoxikation.

In Tabelle 1 sind die Untersuchungsaufträge unseres Institutes mit einem Einzugsbereich von deutlich mehr als 1 Mio. Einwohner für die Jahre 1984 bis 1986, entsprechend den genannten 4 Gruppen, dargestellt.
Besonders deutlich sind die Untersuchungsaufträge im Rahmen der Bekämpfung der Rauschgiftkriminalität, aber auch bei Therapiekontrolle und Rehabilitation angestiegen. Diese Steigerungsraten könnten u. a. auch darauf zurückzuführen sein, daß die Untersuchungsmethoden in den letzten Jahren zuverlässiger geworden sind bzw. die Qualität derartiger Untersuchungen und ihre Notwendigkeit, insbesondere auch im Rahmen von Therapiekontrolle und Rehabilitation deutlicher geworden sind.

Tabelle 1. Untersuchungsaufträge bei fraglichen Drogen- (Medikamenten)konsum 1984–1986

Fragestellung:	Untersuchungsaufträge		
	1984	1985	1986
1. a) Mögliche Rauschgiftdelikte	451	585	704
b) Mögliche Verkehrsdelikte	302	329	321
2. Therapiekontrolle	104	89	137
3. Rehabilitation (Straßenverkehrsamt, TÜV)	57	92	117
4. Kliniken	545	558	539

Drogen

Unter Drogen sind in diesem Zusammenhang zunächst sämtliche Wirkstoffe, die in den Anlagen I, II und III zum Betäubungsmittelgesetz (BTM-G) aufgeführt sind, zu verstehen. Aufgrund gesetzlicher Festlegung zählen zu diesen namentlich genannten Stoffen auch z. B. Isomere, Ester, Äther und Molekülverbindungen, Salze sowie Zubereitungen, wenn ihr Gehalt 0,001% übersteigt. Ansonsten gelten namentlich genannte Ausnahmen.

In Anlage I sind 94 nichtverkehrsfähige Substanzen genannt: Dazu zählen z. B. Cannabis, Tetrahydrocannabinol oder Diamorphin (Heroin).

Die Anlage II enthält 34 verkehrsfähige, aber nicht verschreibungsfähige Betäubungsmittel, z. B. handelt es sich um Cocablätter, Methadon, Codein, Dihydrocodein, wobei Codein und Dihydrocodein allerdings normal rezeptierbar sind, sofern eine „abgeteilte Form" nicht mehr als 100 mg der freien Basen enthält.

In Anlage III sind 74 verkehrsfähige und verschreibungsfähige Betäubungsmittel genannt. Dazu zählen beispielsweise Levomethadon, Amphetamin, Kokain oder Fenetyllin. Ferner sind alle bereits verfügbaren Benzodiazepine und 6 Barbitursäurederivate in dieser Anlage aufgeführt. Vertreter dieser beiden Substanzklassen können dennoch normal rezeptiert werden, sofern die Zubereitungen bzw. die abgeteilte Form definierter Höchstmengen nicht überschreiten.

Somit werden im BTM-G nicht nur die Betäubungsmittel im engeren Sinne erfaßt, sondern auch viele Stoffe, die als Ausweich- bzw. Ersatzmittel mißbräuchlich eingenommen werden. Besonders beliebt sind nach unseren Erfahrungen nach wie vor die Fertigarzneimittel Remedacen, Codein-Compretten, Vesparax, Medinox sowie Rohypnol und Lexotanil.

Nicht erfaßt werden dagegen „Designerdrogen". Dabei handelt es sich um neuere synthetische Ersatzdrogen. Eine Gruppe dieser Drogen sind Stoffe, die sich vom Amphetamin ableiten lassen. Dazu gehören zahlreiche Oxy- bzw. Methoxyderivate. Auch halogenhaltige Abkömmlinge sind bereits beschrieben.

Eine andere Substanzklasse läßt sich vom Fentanyl herleiten, wobei diese Stoffe – anders als die Muttersubstanz – z. T. länger wirksam sind und auch eine stärker euphorisierende Wirkung aufweisen.

Bei Meperidin kann es sich um eine weitere Muttersubstanz handeln, die in ihrer Struktur leicht zu verändern ist und zu zahlreichen pharmakologisch wirksamen Stoffen führen kann.

Insbesondere diese Designer-Drogen können bei der toxikologischen Analytik ganz erhebliche Probleme bereiten, weil sie den Untersuchungslaboratorien noch nicht als Vergleichssubstanz zur Verfügung stehen und vielfach bislang völlig unbekannte Eigenschaften aufweisen.

Drogennachweis in biologischem Material

Dorgennachweise werden überwiegend im Harn, in steigendem Maße jedoch auch in Blut- oder Serumproben, durchgeführt. Besonders bei Harnproben kommt der Identitätssicherung erhebliche Bedeutung zu, da hier kaum eine spätere serologische Zuordnung möglich ist. Drogenkonsumenten versuchen zudem immer wieder bei der Harnabgabe zu manipulieren (Presslich et al. 1985). Andererseits liegen viele Wirkstoffe im Harn in wesentlich höherer Konzentration vor als im Blut oder Serum. Deshalb und da bislang die meisten immunologischen Tests für Harnuntersuchung konzipiert sind, ist Harn für einen Drogennachweis nach wie vor das Untersuchungsmaterial der Wahl.

Immunologische Methoden

Gemeinsam gilt für alle diese Verfahren, daß eine spezifische Immunreaktion (Antigen-Antikörperreaktion) eintritt. Diese ist mit einem unspezifischen Meßverfahren gekoppelt. Die dazu benötigten Antikörper sind gegen bestimmte Substanzen, z. B. Betäubungsmittel oder auch deren definierte Metaboliten hergestellt. Sie weisen allerdings Kreuzreaktivität mit strukturähnlichen Stoffen auf. Vielfach wird daher nicht nur eine bestimmte Substanz, auf die sich der Test bezieht, gemessen, sondern es werden z. B. auch Stoffwechselprodukte erfaßt. Dies kann bei starker Metabolisierung erwünscht sein. Möglicherweise werden allerdings auch Substanzen erfaßt, die nur sehr geringe chemische Ähnlichkeit mit der gesuchten Stoffklasse aufweisen. Unter Umständen kann es sich hierbei um physiologisch vorkommende Substanzen handeln.

Dennoch haben immunologische Methoden zum Drogennachweis in den letzten Jahren erhebliche und offenbar noch weiter steigende Bedeutung erlangt. Die zunächst entwickelten radioimmunologischen Verfahren (RIA) treten dabei mehr und mehr in den Hintergrund, da für den Umgang mit radioaktiv markierten Substanzen – meist J^{125} – nur speziell eingerichtete Laboratorien die Erlaubnis haben und entsprechende Sicherheitsvorkehrungen beachtet werden müssen.

Der enzymimmunologische Drogennachweis der Firma Syva Merck (EMIT) hat sich in den letzten Jahren zu den am häufigsten eingesetzten immunologischen Tests in der Drogenanalytik entwickelt (vgl. Krümpelmann). In der letzten Zeit sind allerdings auch weitere ebenfalls nichtradioaktive immunologische Tests auf den Markt gekommen. Zu nennen sind insbesondere der Fluoreszenz-Polarisationsimmunoassay TDx der Firma Abbott. Bei EMIT und TDx handelt es sich um homogene Immunoassays. Der jetzt neu eingeführte Abuscreen EIA der Firma Hoffmann la Roche ist dagegen ein inhomogener Immunoassay, d. h. die Antigen-Antikörperreaktion erfolgt in immobilisierter Phase, evtl. störende Substanzen werden ausgewaschen, die enzymatische Reaktion erfolgt sodann. Die wichtigen immunologischen Verfahren sind in Tabelle 2 zusammengefaßt.

Neben der Kreuzreaktivität, die die Hersteller der Tests durch immer spezifischere Antikörper minimieren wollen, sind bei einer Bewertung immunologischer

Tabelle 2. Meßprinzipien verschiedener immunologischer Verfahren

Bezeichnung		Prinzip
RIA	inhomogen	Radioaktivität (J^{125})
EMIT	homogen	Enzymreaktion, NADH
EIA	inhomogen	Enzymreaktion, Farbstoff
FPIA (TDx)	homogen	Fluoreszenzpolarisation

Ergebnisse weitere Faktoren zu berücksichtigen. Gestört sein kann die Immunreaktion z. B. durch Zusatz von Detergenzien oder Salzen. Gestört sein kann aber auch – zumindest bei den homogenen Immunoassays – die eigentliche Messung. Ist letzteres der Fall, so wäre bei einem Vergleich verschiedener immunologischer Methoden ein unterschiedliches Ergebnis zu erwarten, ist die immunologische Reaktion gestört, so könnten auch verschiedene derartige Verfahren ein gleichartig falsches Ergebnis liefern.

Chromatographische Methoden

Chromatographie bedeutet, daß ein – unter Umständen auch sehr komplexes – Substanzgemisch in seine einzelnen Fraktionen aufgetrennt wird. Bei einem Drogennachweis aus biologischem Material spielen im wesentlichen 3 Techniken – Dünnschichtchromatographie, Gaschromatographie, Hochdruckflüssigkeitschromatographie – eine Rolle. Alle trennen verschiedene Substanzgemische mehr oder minder vollständig auf. Die Detektion kann dann nach verschiedenen Kriterien erfolgen, wobei Chromatographie und Detektion vielfach gerätemäßig eine Einheit bilden.

Anders als bei den Immunoverfahren können für die Chromatographie Körperflüssigkeiten üblicherweise nicht direkt eingesetzt werden. Eine Abtrennung von körpereigenen Stoffen sowie eine Anreicherung sind erforderlich. Dies gelingt durch Extraktion unter standardisierten Bedingungen. Bewährt sind Flüssig-Flüssig-Ausschüttelungen, Extrelute sowie Verfahren über Ionenaustauscher bzw. insbesondere in neuerer Zeit Anreicherung auf unpolarer stationärer Phase. Der wasserfreie Rückstand kann sodann untersucht werden.

In Tabelle 3 sind wichtige chromatographische Verfahren aufgelistet. Die Dünnschichtchromatographie (DC) erfordert einen sehr geringen apparativen Aufwand. Sie ist daher kostengünstig und leicht auch in einem kleineren Labor durchzuführen. Die Detektion kann visuell oder, da zumeist ungefärbte Substanzen von Interesse sind, nach Durchführung substanz- oder meist gruppenspezifischer Farbreaktionen erfolgen. Ein Nachteil ist die verhältnismäßig geringe Trennschärfe, ferner wird die Trennleistung durch im Extrakt vorhandene körpereigene Stoffe, z. B. Lipide, wesentlich beeinflußt.

Bei der Gaschromatographie (GC) müssen Substanzen verhältnismäßig leicht flüchtig sein, bzw. durch Derivatisierung flüchtig gemacht werden können. Die Detektion beispielsweise mit dem Flammenionisationsdetektor (FID) sowie dem

Tabelle 3. Darstellung verschiedener chromatographischer Verfahren

Trennprinzip	Detektion	Nachweisempfindlichkeit
Dünnschicht (DC)	visuell, Farbreaktion	1 mg
Gas-flüssig (GC)	FID, N · FID, MS	0,01–0,1 mg
Flüssig (HPLC)	UV, DAD, (MS)	0,01–0,1 mg

FID = Flammionisationsdetektor; *N · FID* = Stickstoffspezifische FID; *MS* = Massenspektrometer, *UV* = Detektion in ultraviolettem Licht (meist 200–300 nm), *DAD* = Dioden-Arrey-Detektor.

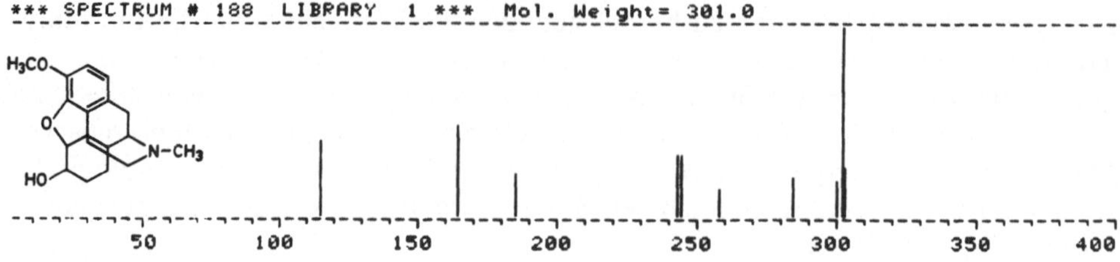

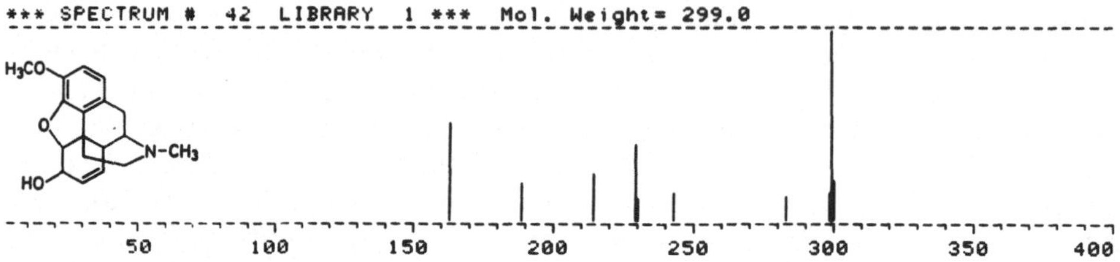

Abb. 1. Massenspektren von Dihydrocodein und Codein nach gaschromatographischer Analyse

stickstoffspezifischen NFID ist verhältnismäßig unspezifisch, jedoch kann im negativen Fall eine große Anzahl verschiedener Einzelsubstanzen ausgeschlossen werden. Im positiven Falle kann mittels dieser Detektoren allenfalls bei Einsatz mehrerer Chromatographiesäulen eine sichere Substanzidentifikation möglich sein.

Eine derartige Identifikation nach einer einzelnen Chromatographie gelingt vor allem bei Einsatz eines massenspezifischen Detektors. Eine Kupplung Gaschromatographie-Massenspektrometrie (GC-MS) ist allerdings apparativ bereits sehr aufwendig.

Bei der Flüssigkeitschromatographie unter verhältnismäßig hohem Druck (HPCL) erfolgt die Detektion üblicherweise durch Messung der Absorption im kurzwelligen ultravioletten Licht, beispielsweise bei 220 nm. Eine derartige Detektion ist verhältnismäßig unspezifisch. Ein neues Detektionssystem (Diodenarrey-Detektor) ermöglicht es nach einer chromatographischen Trennung die Spektren der einzelnen Wirkstoffe aufzuzeichnen.

In Abb. 1 sind Massenspektren von Dihydrocodein (M=301) und Codein (M=299) wiedergegeben. Die chemische Struktur ist in weiten Bereichen identisch. Bei den Massenspektren werden jedoch die erheblichen und charakteristischen Unterschiede deutlich.

In Abb. 2 sind die UV-Spektren derselben Morphiate nach HPLC-Auftrennung aufgezeichnet. Diese Spektren sind zwar informationsärmer als die Massenspektren, jedoch ist auch hier eine eindeutige Differenzierung möglich. Chromatographisch würden diese Morphiate unter den genannten Bedingungen nicht getrennt werden.

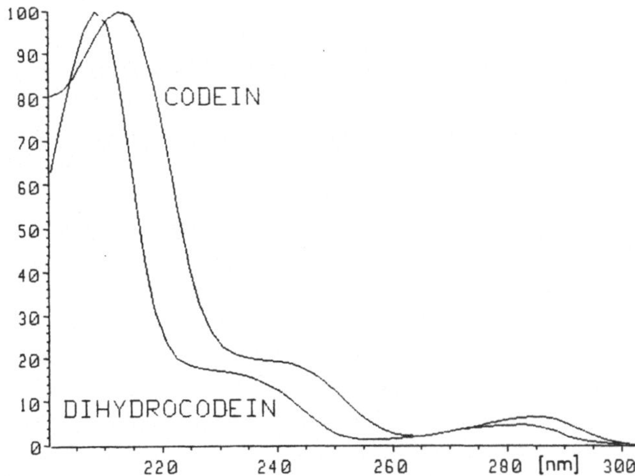

Abb. 2. UV-Spektren zwischen 200 und 300 nm nach Chromatographie von je 0,25 µg Codein und Dihydrocodein auf RP8

Bewertung der Verfahren und ihre Aussagesicherheit

Eine Überprüfung der Leistungsfähigkeit immunologischer Methoden ist nicht durch Zusatzversuche, sondern nur durch einen Vergleich mit unabhängigen Nachweismethoden möglich, d.h. dafür kommen nicht andere immunologische Verfahren, sondern lediglich chromatographische Methoden in Betracht. Derartige Vergleiche unter Praxisbedingungen, insbesondere mit den jetzt aktuellen Immunotests liegen allerdings nur vereinzelt vor.

Cannabis

In den letzten 2 Jahren hatten wir insgesamt in 990 Fällen mittels EMIT bei der Untersuchung von Urinproben ein positives Resultat erhalten. In 787 Fällen wurde ein Resultat von mehr als 75 ng/ml Harn erzielt. Davon gelang in 750 Fällen (95,3%) eine Absicherung mittels Dünnschichtchromatographie wie sie v. Meyer (1985) angegeben hat.

In 203 Fällen erhielten wir ein Resultat über 20 ng/ml, jedoch unter 75 ng/ml. Von diesen Fällen konnten lediglich 126 (62,1%) mittels Dünnschichtchromatographie abgesichert werden. Das Problem liegt nicht im chromatographischen Nachweisverfahren, denn auch bei gaschromatographisch-massenspektrometrischer Analyse ist eine beträchtliche Zahl der EMIT-positiven Proben nicht zu bestätigen. Andererseits kann bei Cannabinoidmengen deutlich unter 75 ng/ml Harn zumindest ohne weitere Informationen eine ausschließliche Aufnahme durch Passivrauchen nicht ausgeschlossen werden (Cone et al. 1987). Insbesondere unter forensischen Gesichtspunkten müssen weitere Absicherungsversuche nicht sinnvoll sein.

Morphiate

Über die Übereinstimmung von EMIT-Ergebnissen und gaschromatographisch-massenspektrometrischer Analyse haben wir kürzlich berichtet (Käferstein et al. 1986). Trotz positivem immunologischen Ergebnis konnten in 4,0% dieser Fälle Morphiate nicht nachgewiesen werden. In 2,7% der immunologisch negativen Fälle konnten dagegen Morphiate gefunden werden. Letzteres kann auf die Unterscheidungsgrenze („cut-off") von 0,3 mg Morphinäquivalenten/l Harn zurückzuführen sein. Bei EMIT ist dieser Cut-off-Wert nicht weiter abzusenken, wenn nicht ein noch höherer Prozentsatz falschpositiver Werte in Kauf genommen werden soll. Mittels Fluoroeszenzpolarisationsimmunoassay (TDx) hätten wir auch bei einer Senkung des „cut-off" auf 0,1 mg Morphinäquivalente/l Harn keine falschpositiven Werte gefunden (Sticht et al. 1987).

Mit keiner immunologischen Methode kann allerdings ein sicherer Schluß gezogen werden, welches Morphiat, z. B. Heroin, Morphin, Codein oder Dihydrocodein, aufgenommen worden war. Dazu ist eine chromatographische Analyse nötig, wobei ein Heroinkonsum immer nur durch Bestimmung von 6-Acetyl-Morphin innerhalb der ersten Stunden nach Drogenaufnahme nachweisbar ist (Fehn u. Megges 1985, Sticht et al. 1986). Die Differenzierung, ob Morphin oder Codein konsumiert wurde, ist allerdings über einen wesentlich längeren Zeitraum nach Aufnahme möglich (Sticht et al. 1985; dort ist auch auf die Problematik des intravitalen Metabolismus von Codein und Morphin näher eingegangen worden).

Kokain

Immunologische Untersuchungen auf Kokain bzw. den Kokain-Metaboliten Benzoylecgonin sind in unserem Untersuchungsmaterial noch verhältnismäßig selten, allerdings steigen die Zahlen. Wir überblicken inzwischen mehr als 50 Fälle, in denen ein enzymimmunologisch positives Resultat erhalten wurde. In 92% dieser Fälle gelang eine Absicherung mittels chromatographischer Methoden (HPLC bzw. GC-MS; Sticht et al. 1987). Vergleicht man EMIT mit dem Fluoroeszenzpolarisationsimmunoassay so scheint letzterer noch zuverlässiger zwischen „positiv" und „negativ" zu unterscheiden, denn die chromatographisch negativen Fälle verliefen auch bei TDx negativ.

Andere Drogen

EMIT-Untersuchungen umfassen zusätzlich beispielsweise Amphetamine, Barbiturate, Benzodiazepine, Methadon, Methaqualon. Auch die anderen Anbieter immunologischer Tests weiten ihre Palette immer mehr aus. Die Probleme bei diesen Substanzklassen sind aber teilweise noch wesentlich höher als bei den hier ausführlicher angesprochenen Drogen. So ist beispielsweise beim Amphetamin-immunoassay die Kreuzreaktivität mit physiolgisch vorkommenden Substanzen offenbar deutlich größer als bei den anderen Immunoassays. Bei Benzodiazepinen und Barbituraten handelt es sich jeweils um so heterogene Substanzklassen mit sehr unterschiedlichen Kreuzreaktivitäten und Toxizitätsraten, daß diese bislang vorliegenden Tests nach unserer Auffassung nur wenig hilfreich sind, wenn es um die Entscheidung geht, ob derartige Drogen eingenommen wurden oder nicht. In jedem Falle hat der Beschluß des OLG Zweibrücken vom 17.12. 1984 (1 WS 516/84) nach wie vor Gültigkeit: Ein sich nach dem EMIT-Urintest ergebender positiver Cannabisbefund ist zu wenig verläßlich, um allein darauf nachteilige Folgen für den Gefangenen zu stützen.

Dies gilt in gleicher Weise auch für alle anderen immunologischen Verfahren, egal um welche Substanzen es sich im einzelnen handelt.

Zusammenfassung

Die verschiedenen immunologischen Verfahren sind Screening-Methoden, die vorwiegend als Ausschlußverfahren eingesetzt werden. Ein gewisser Prozentsatz falschnegativer Ergebnisse muß in Kauf genommen werden. Die negativen Proben werden nicht weiter überprüft. Sie beschweren einen Beschuldigten im Strafverfahren nicht. Falschnegative Ergebnisse im Rahmen von Therapiekontrolle und Rehabilitation können allerdings erheblichen Schaden anrichten. Andererseits machen derartige Tests nur dann Sinn, wenn lediglich die positiven Proben mittels chromatographischer Methoden untersucht werden, da ansonsten sämtliche Proben chromatographisch analysiert werden müßten und ein Verzicht auf immunologische Verfahren angezeigt wäre. Bei den chromatographischen Verfahren ist zumindest bei der Kupplung Gaschromatographie-Massenspektrometrie sowie Hochdruckflüssigkeits-Chromatographie-Dioden-Array-Detektor eine sehr sichere Substanzidentifikation möglich.

Literatur

Cone EJ, Johnson RE, Darwin WD, Yousefnejad D (1987) Passive inhalation of marijuana smoke: Urinanalysis and room air levels of delta-9-tetrahydrocannabinol. J Anal Toxicol 11: 89–96

Fehn J, Megges G (1985) Detection of O^6-monoacetylmorphine in urine samples by GC/MS as evidence for heroin use. J Anal Toxicol 9: 134–138

Käferstein H, Staak M, Sticht G (1986) Differenzierter Nachweis eines Heroinkonsums durch Analyse der Morphiate im Urin. Vortrag auf der 6. Wissenschaftlichen Tagung der Deutschen Gesellschaft für Suchtforschung und Suchttherapie (DG Sucht) gemeinsam mit der Gesellschaft für Toxikologische und Forensische Chemie, 30./31.05. 1986, Göttingen

Meyer L von (1985) Zum enzymatisch-immunochemischen Nachweis des Haschisch-Konsums und seiner dünnschichtchromatographischen Absicherung. Z Rechtsmed 94: 219–225

Presslich O, Fersmann D, Opgenoorth E, Berner W (1985) Fehlergebnisse bei Harnuntersuchungen von Alkaloidabhängigen. Wien, Z Suchtforsch 8: 11–12

Sticht G, Käferstein H, Staak M (1985) Methodik und Interpretation des Morphiatnachweises in Harnproben. Z Rechtsmed 95: 85–96

Sticht G, Käferstein H, Staak M (1986) Zum sicheren Nachweis eines Heroinkonsums durch Bestimmung von 6-Acetylmorphin im Harn. Beitr Gerichtl Med 44: 287–293

Sticht G, Käferstein H, Staak M (1987) Immunologische und chromatographische Betäubungsmittelnachweise im Harn. J Clin Chem Clin Biochem 25: 631–632

II. Therapie und Rehabilitation

Körperliche Folgen der Drogenabhängigkeit und klinischer Entgiftung

U.Schwegler und B.May

Die Therapie der Drogenabhängigkeit umfaßt mehrere Phasen, von denen die Motivierung zur Drogenfreiheit sowie die psychosoziale Rehabilitation höchste Anforderungen an den Therapeuten stellen. Die klinische Entgiftung mit einer durchschnittlichen Behandlungsdauer von 2-3 Wochen stellt die kürzeste Etappe im Rahmen der mehrjährigen Suchttherapie dar [13, 27]. In der Regel ist sie Voraussetzung für die Durchführung einer Langzeittherapie in Fachkliniken oder therapeutischen Wohngemeinschaften [24].

Die klinische Entgiftungsphase hat 3 Ziele:

1) Drogenfreiheit, die durch engmaschige Urinuntersuchungen kontrolliert wird,
2) Prävention bzw. Therapie von Entzugserscheinungen schwereren Grades,
3) Diagnose und Therapie körperlicher Schäden.

Optimale Voraussetzungen für die klinische Entzugstherapie bieten speziell dafür eingerichtete Abteilungen in psychiatrischen Krankenhäusern oder Entgiftungskliniken. Da der Bettenbedarf zur klinischen Entgiftung durch diese Spezialeinrichtungen nicht abgedeckt werden kann, wird es häufig notwendig, Drogenabhängige auf der inneren Abteilung eines Allgemeinkrankenhauses zu entgiften.

Seit 1975 werden in unserer Abteilung für Gastroenterologie und Hepatologie Drogensüchtige stationär entgiftet. Um Problemen, die in den Beziehungen zwischen Klienten, Pflegepersonal und Mitpatienten entstehen, vorzubeugen, haben wir in Zusammenarbeit mit der Drogenberatungsstelle Bochum ein Programm entwickelt, welches folgende Schwerpunkte beinhaltet: die Patienten werden uns von der Beratungsstelle, welche eine zentrale Warteliste führt, zur Behandlung zugewiesen, nachdem eine weiterführende Langzeittherapie gesichert ist. Nur in Ausnahmefällen (z.B. vorhandener Arbeitsplatz, Schulausbildung bei guter familiärer Integration) wurden auch Klienten entgiftet, die im Anschluß an die stationäre Behandlung ausschließlich ambulant weiterbetreut wurden. In einem Vertrag, der vom Klienten selbst, dem zuständigen Mitarbeiter der Drogenberatungsstelle sowie dem ärztlichen Betreuer unterschrieben wird, sind Rechte und Pflichten während des stationären Aufenthaltes detailliert festgelegt. Zu den Rechten gehören der Anspruch auf psychologische und soziale Betreuung während der klinischen Entgiftungsphase, körperliche Untersuchung und Behandlung von somatischen Schäden, Möglichkeit sportlicher Betätigung, die Bereitstellung von Radio, Fernseher, Lektüre und Spielmaterial. Zu den Pflichten zählen: Einhaltung der Hausordnung, regelmäßige Einnahme von verordneten Medikamenten, die Auflage, die Station nicht ohne Begleitung zu verlassen. Weiterhin ist vertraglich klargestellt, daß bei einem Therapieabbruch, sei es aus disziplinarischen Gründen

Tabelle 1. Alter und Geschlechtsverteilung

Geschlecht/Alter	Drogenabhängige (n = 125)	Kontaktpersonen (n = 42)	Studenten (n = 85)
m.	69,6%	53,0%	76,0%
w.	30,4%	47,0%	24,0%
Durchschnittsalter (Jahre)	21,8	29,8	24,2

(mehrfach positiver Urinbefund) oder aus fehlender Motivation des Klienten, eine erneute Behandlung in unserer Abteilung frühestens nach Ablauf eines Jahres möglich ist.

In den Jahren 1980 bis 1985 haben wir insgesamt 125 jugendliche Heroinabhängige klinisch entgiftet. Mehr als ⅔ des Kollektivs waren männlichen Geschlechts. Das Durchschnittsalter betrug 21,8 Jahre. Zur Beurteilung der Sozialanamnese sowie der körperlichen Befunde haben wir 2 Kontrollgruppen untersucht. Als Vergleichskollektive dienten 42 Kontaktpersonen (Mitarbeiter in Drogenberatungsstellen) sowie 85 Medizinstudenten. Hinsichtlich der Geschlechtsverteilung und des Durchschnittsalters war die Gruppe der Heroinabhängigen mit der Kontrollgruppe der Studenten vergleichbar (Tabelle 1). Die durchschnittliche Dauer der Drogenabhängigkeit bei unseren Klienten betrug 5,7 Jahre, i.v. Heroinkonsum wurde im Mittel 2,9 Jahre betrieben.

Die Berufsanamnese zeigte, daß 60% der Abhängigen keinen Berufsabschluß hatten. Nahezu 20% hatten keine abgeschlossene Schulausbildung. Nur gut 50% hatten die Hauptschule abgeschlossen; 20% der Süchtigen hatten mittlere Reife, nur 4% hatten das Gymnasium mit Abitur abgeschlossen:

Schul- und Berufsausbildung (n = 125)

Kein Schulabschluß	19,2%
Hauptschule	56,8%
Mittlere Reife	20,0%
Abitur	4,0%
Kein Berufsabschluß	60,0%

Da die psychosoziale Betreuung auch durch die täglichen mehrstündigen Besuche der Berater aus der Drogenberatungsstelle nicht ausreichend ist und Entzugssymptome nicht als Strafe für den Drogenmißbrauch erlebt werden sollten, haben wir eine medikamentöse Therapie nach dem nachfolgenden Schema mit Doxepin, einem tricyclischen Antidepressivum, durchgeführt:

1.–3. Tag: 400 mg Doxepin (3stündlich 1 Kps.),
4.–6. Tag: 300 mg Doxepin (4stündlich 1 Kps.),
7.–9. Tag: 200 mg Doxepin (6stündlich 1 Kps),
10.–13. Tag: 100 mg Doxepin (2mal 1 Kps./Tag).

Tabelle 2. Entzugserscheinungen (n = 125)

Grad	1.–2. Tag	3.–4. Tag	5.–6. Tag	7.–10. Tag
I	54%	34%	13%	4%
II	42%	26%	6%	–
III	4%	–	–	–

Tabelle 3. Therapieabbruch (n = 125)

Insgesamt	m.: 87	w.: 38
38	18	20
30,4%	20,7%	52,6%

Tabelle 4. Kriminalität und Therapieabbruch

Gerichtsverfahren	Therapieabbruch	
	n = 125	n = 38
in der Vorgeschichte	36%	42%
z. Z. anhängig	71%	79%

Unter dieser Therapie traten Entzugssymptome schwereren Grades nur in 4% in den ersten 2 Tagen auf. Nach dem 10. Tag der stationären Behandlung waren keinerlei Entzugssymptome mehr nachweisbar (Tabelle 2).

Insgesamt brachen 38 der Klienten (30,4%) die Therapie innerhalb der 1. Woche ab. Die Abbruchrate unter den weiblichen Klienten war mit 52,6% mehr als doppelt so hoch wie unter den männlichen Klienten (Tabelle 3).

Wie aus der Tabelle 4 hervorgeht, war die Kriminalitätsrate in der Gruppe der Therapieabbrecher nicht signifikant höher als im Gesamtkollektiv.

Neben der psychosozialen Desintegration spielen die körperlichen Folgen der Heroinsucht eine ganz besondere Rolle. Die Mortalität der Abhängigen ist 10- bis 30mal höher als in der altersentsprechenden Durchschnittsbevölkerung [4]. Wie hoch die Suizidrate bei „akutem Drogentod" zu veranschlagen ist, bleibt unklar. Akute Intoxikationen entstehen nicht selten aus der kritiklosen Injektion von Drogenpräparationen unbekannten Reinheitsgrades.

Die häufigsten körperlichen Schäden der Heroinsucht sind:

- Überdosierung: akute Intoxikationen, Tod,
- Thrombophlebitis, Thrombose, Embolie,
- Abszesse,
- Sepsis (Endokarditis, Myokarditis),
- Infektionen (*Aids*, Haut- und Geschlechtskrankheiten),
- *Leberschädigung*.

Neben Infektionen, die durch die hohe HIV-Durchseuchung in der Drogenszene in den Vordergrund der Suchtproblematik gerückt sind, haben Leberschädigungen bei Drogenabhängigen eine besondere Bedeutung [6, 12, 15]. Nach Literaturanga-

Tabelle 5. Frühere Erkrankungen anhand der Anamnese

Erkrankungen	Drogenabhängige (n = 125)	Kontaktpersonen (n = 42)	Studenten (n = 85)
Leberleiden	49,7%	12,0%	11,8%
Venerische Infektionen	13,0%	4,5%	1,1%
Thrombosen	18,4%	–	–
Herzklappenfehler	3,4%	–	–

ben beträgt die Prävalenz der Lebererkrankung bei Heroinsüchtigen etwa 60–80% [1, 22, 27, 28]. Während Drogenpräparationen alleine (Heroingemische wie z. B. „Berliner Tinke") nur diskrete, reversible Leberschädigungen verursachen, kann der Heroinkonsum bei gleichzeitigem Alkoholabusus innerhalb weniger Jahre schwerste irreparable Leberschäden hervorrufen. Novick et al. konnten bei 45% von 53 Heroinfixern mit gleichzeitigem Alkoholabusus bereits nach 7 Jahren eine Lebercirrhose nachweisen [20].

Anhand der Anamnese waren frühere Lebererkrankungen in der Gruppe der Abhängigen 4- bis 5mal häufiger als in den beiden Kontrollkollektiven. Herzklappenfehler als Folge einer Endokarditis waren mit 3,4% selten. Thrombosen und Thrombophlebitiden wurden von 18% angegeben. 13% der jugendlichen Abhängigen hatten bereits venerische Infektionen durchgemacht (Tabelle 5). 70% der Süchtigen hatten im vorvergangenen Jahr mehr als 10 Intimpartner.

Wie in zahlreichen Untersuchungen gezeigt werden konnte, handelt es sich bei der überwiegenden Mehrzahl der Lebererkrankungen bei Drogenabhängigen um infektiöse Hepatitiden [16, 31]. Diese verlaufen zwar in der Regel mitigiert, an- oder subikterisch, zeigen jedoch eine deutliche Tendenz zu protrahierten Verläufen [1. 3. 6. 32]. Nach eigenen früheren Untersuchungen findet sich ein Übergang in eine chronische Hepatitis bei 30–40% [28].

Zur weiteren Klärung der Ätiologie der ungewöhnlichen Hepatitisverläufe haben wir neben einer eingehenden klinischen Untersuchung auch eine umfassende Labordiagnostik durchgeführt. Folgende biochemische Parameter wurden bestimmt: Transaminasen, Bilirubin, Cholestaseparameter, Cholinesterase, Gerinnungsstatus, Proteinelektrophorese, Serumimmunglobuline. Die virologischen Untersuchungen umfaßten die komplette Hepatitis-B-Virusserologie (HBs-Ag, Anti-HBs, HBe-Ag, Anti-HBe, Anti-HBc), Antikörper der IgG und IgM-Klasse gegen Hepatitis A, Zytomegalie und Mononukleose. Die Seren der Drogenabhängigen wurden zusätzlich auf Anti-δ und Anti-HIV 1 untersucht.

Nahezu 60% der Abhängigen hatten aufgrund der laborchemischen Parameter ein akutes Leberleiden. Bei 21,6% der Süchtigen bestand der dringende Verdacht auf eine chronische Lebererkrankung (Tabelle 6). 20% der anhand laborchemischer Befunde erhobenen Verdachtsdiagnosen konnten laparoskopisch-histologisch gesichert werden (die Mehrzahl der Klienten lehnte eine Laparoskopie bzw. Leberblindpunktion ab).

Die virologischen Untersuchungen (Tabelle 7) zeigten für die Gruppe der Heroinabhängigen in nahezu 50% einen Zustand nach Kontakt mit dem Hepatitis-B-Virus gegenüber nur 10% in den Kontrollkollektiven. Während bei keiner der Kontrollpersonen ein HBs-Ag-Träger-Status festgestellt werden konnte, waren 8%

Tabelle 6. Derzeitige Lebererkrankungen (aufgrund pathologischer chemischer und virologischer Parameter)

Lebererkrankung	Drogenabhängige (n = 125)	Kontaktpersonen (n = 42)	Studenten (n = 85)
akut[a]	59,2%	7,1%	9,5%
chronisch[b]	21,6%	4,8%	1,2%

[a] > 2 pathologische Parameter.
[b] Akut[a] + Vermehrung der γ-Globuline > 23 Rel.-%.

Tabelle 7. Virologische Ergebnisse: Hepatitis A und B

Parameter	Drogenabhängige (n = 125)	Kontaktpersonen (n = 42)	Studenten (n = 85)
Anti-HAV IgG	20,0%	43,0%	13,0%
HBs-AG	8,0%	–	–
HBe-AG	2,4%	–	–
Anti-HBc	36,8%	4,6%	6,0%
Anti-HBe	26,4%	2,3%	3,5%
Anti-HBs	49,6%	9,3%	10,5%
Anti-Delta	–	n. u.	n. u.
Anti-HBs/Anti-HBc	35,2%	4,6%	6,0%
HBs-AG/Anti-HBc	5,6%	–	–

Tabelle 8. Kombination virologischer Parameter

Parameter	Drogenabhängige (n = 125)	Kontaktpersonen (n = 42)	Studenten (n = 85)
Anti-HBs/Anti-HBc	35,2%	4,6%	6,0%
+ Anti-HAV	16,0%	2,3%	–
+ EBV	34,4%	2,3%	6,0%
+ CMV	12,8%	–	1,2%

der Drogenabhängigen HBs-Ag positiv. Bei 2,4% war gleichzeitig auch das HBe-Ag als Ausdruck der höchstmöglichen Infektiösität nachweisbar. Eine akute Hepatitis bestand bei 5,6% der Heroinfixer. Antikörper gegen den δ-Virus konnten in keinem Fall festgestellt werden. Die Konstellation einer ausgeheilten Hepatitis B wurde bei 35,2% der Abhängigen gefunden, das heißt 6- bis 9mal häufiger als in den beiden Kontrollkollektiven.

Eine höhere Durchseuchung der Suchtkranken mit dem Hepatitis-A-Virus bestand nicht. Die Hepatitis-A-Durchseuchung in der Gruppe der Drogenberater ist ungewöhnlich hoch und läßt sich nur z.T. durch das deutlich höhere Durchschnittsalter erklären.

Mehrfachinfektionen konnten in den Kontrollgruppen nur in Einzelfällen nachgewiesen werden. Hingegen wurden bei 34,4% der Süchtigen neben Antikörpern gegen Hepatitis-B gleichzeitig auch Antikörper gegen den Epstein-Barr-Virus (EBV) festgestellt. Die Kombination von Anti-HBs mit Anti-HAV fand sich bei

Tabelle 9. HIV 1 – Durchseuchung bei Drogenabhängigen (Angaben in %)

Land	1980	1981	1982	1983	1984	1985
Italien	6	10	15	31	53	76
Spanien				20	53	64
USA					58	
Schweiz			22		36	
Tirol					44	
BRD				10,1	17,6	23,9
Bochum				–	–	16,9
England					1,5	6,4

16%. Eine Doppelinfektion mit dem Hepatitis-B-Virus und dem Cytomegalie-Virus (CMV) bestand bei 12,8% (Tabelle 8).

Da die Seren der seit 1980 untersuchten Drogenabhängigen asserviert worden waren, war es im nachhinein möglich HIV-1-Antikörper zu bestimmen, zu deren Nachweis der ELISA sowie der Western-Blot zur Anwendung kamen [29]. Bis einschließlich 1984 waren sämtliche Seren Anti-HIV 1-negativ. Im Jahre 1985, in dem wir allerdings nur ein kleines Kollektiv von 12 Drogenabhängigen untersucht haben, konnten erstmals bei 2 Klienten (16,7%) Antikörper gegen das HIV 1 sowohl im ELISA als auch im Western-Blot nachgewiesen werden (Tabelle 9).

Diskussion

Unsere Erfahrungen in den letzten 10 Jahren zeigen, daß die klinische Entgiftung jugendlicher Drogenabhängiger unter bestimmten Voraussetzungen auch auf Allgemein- oder Spezialstationen medizinischer Kliniken erfolgreich durchführbar ist. Diese Voraussetzungen umfassen eine enge Zusammenarbeit aller Therapeuten (Betreuer aus den Drogenberatungsstellen, Ärzte und Pflegepersonal), ein klares Behandlungskonzept sowie eine tägliche mehrstündige psychosoziale Betreuung. Auf eine medikamentöse Begleittherapie zur Vermeidung von Entzugserscheinungen schwereren Grades sollte im Allgemeinkrankenhaus, wo der Abhängige nicht kontinuierlich beaufsichtigt werden kann, nicht verzichtet werden [17]. Unter den genannten Bedingungen ist die Therapieabbruchrate nicht höher als in speziell eingerichteten Fachkliniken. Die Voraussetzungen zur langfristigen psychosozialen Rehabilitation waren auch bei unserem Klientel schlecht. 20% hatten keinen Schulabschluß, 60% keine abgeschlossene Berufsausbildung. Die Kriminalitätsrate war hoch, bei 71% der Abhängigen lief zur Zeit der stationären Behandlung ein Gerichtsverfahren.

Entsprechend den Ergebnissen aus früheren Untersuchungen [15, 18, 28] standen Lebererkrankungen im Vordergrund der somatischen Folgeerscheinungen der Sucht. Bei 60% der Abhängigen wurde ein akutes Leberleiden, bei 20% eine chronische Lebererkrankung diagnostiziert.

In Übereinstimmung mit zahlreichen Untersuchungen aus verschiedenen europäischen Ländern zeigen auch unsere Befunde, daß Drogenabhängige besonders gefährdet sind, an bestimmten Virusinfektionen zu erkranken [2, 5, 8, 9, 10, 23].

Heroinsüchtige bilden ein ganz spezielles Risikokollektiv und stellen ein nicht kalkulierbares Infektionsreservoir für die Hepatitis-B dar [10]. Die Durchseuchung mit dem Hepatitis-B-Virus ist in unserem Kollektiv 3mal höher als in der Risikogruppe der Prostituierten, wie eine Untersuchung von Dörr aus dem Jahre 1985 an 170 Prostituierten zeigt [7]. Möglicherweise kommen Fixer auch als Infektionsquelle für die Hepatitis vom Typ Non-A-Non-B in Betracht. In einer Untersuchung von Pirovino aus dem Jahre 1981 wurde bei 9 von 24 an Hepatitis erkrankten jugendlichen Drogenabhängigen eine Hepatitis Non-A-Non-B diagnostiziert [22]. Deltavirusinfektionen konnten in unserem Kollektiv nicht nachgewiesen werden, im Gegensatz zu Italien, wo Infektionen mit dem δ-Agens endemisch auftreten [21]. Während Untersuchungen aus der Schweiz bei ⅔ der Süchtigen eine Durchseuchung mit dem Hepatitis-A-Virus feststellten, war in unserem Kollektiv die HAV-Infektionsrate nicht höher als in den Kontrollgruppen [2].

Eine besondere Bedeutung kommen den Mehrfachinfektionen mit verschiedenen hepatotropen Viren zu, die wir bei einem Drittel der Heroinabhängigen nachweisen konnten. Neben der hepatotoxischen Wirkung der handelsüblichen Drogenpräparationen spielen wiederholte Infektionen mit hepatotropen Viren für die hohe Prävalenz von Lebererkrankungen bei Drogensüchtigen eine entscheidende Rolle [12, 16, 32]. Diese rezidivierenden Virusinfektionen der durch Fehl- bzw. Mangelernährung geschwächten, potentiell immuninkompetenten Jugendlichen könnten für den protrahierten Krankheitsverlauf verantwortlich gemacht werden.

Das hohe Infektionsrisiko ist auf die in diesen Kreisen weit verbreitete Promiskuität, Beschaffungsprostitution sowie die mangelnde Hygiene durch gemeinsamen Gebrauch von Spritzen, Injektionsmaterial und Kanülen („needle sharing") zurückzuführen. Nadel- und Spritzenaustausch sowie Drogenbeschaffungsprostitution sind Ursachen der zunehmenden Durchseuchung mit dem HIV-1 der Drogenabhängigen. In unserem seit 1980 untersuchten Kollektiv treten HIV-1-Infektionen erstmals 1985 auf. Daraus läßt sich schließen, daß die Durchseuchung mit dem AIDS-Virus nicht nur in den verschiedenen europäischen Ländern starken Schwankungen unterliegt, sondern auch große regionale Unterschiede aufweist [25, 33]. Ein Zusammenhang zwischen HIV-1 und HBV-Infektionen oder mit dem δ-Agens läßt sich weder in unserer Untersuchung noch anhand der Literaturangaben belegen und erscheint eher unwahrscheinlich [8]. Wie unsere Ergebnisse zeigen, scheiden durch eine HIV-1-Infektion verursachte Immunschwäche sowie zusätzliche Infektionen mit dem δ-Virus als Ursachen der besonderen Verlaufsformen der Lebererkrankungen bei Drogensüchtigen aus. Drogenabhängige sind durch Infektionen mit hepatotropen Viren, insbesondere mit dem HIV-1, nicht nur persönlich in höchstem Maße gefährdet, sondern stellen eine der wichtigsten Quellen für die Verbreitung der Viren in der Gesamtbevölkerung dar [11, 14, 19, 30]. Die Möglichkeit prophylaktischer Maßnahmen sind leider beschränkt. Neben der Hepatitis-B-Schutzimpfung stehen verstärkte Aufklärungs- und Rehabilitationsmaßnahmen an erster Stelle.

Zusammenfassung

In enger Zusammenarbeit mit einer Drogenberatungsstelle ist die klinische Entgiftung Heroinabhängiger auch im Allgemeinkrankenhaus möglich. 1980 bis 1986 wurden 125 Heroinabhängige klinisch entgiftet. Die Sozialanamnese zeigte eine schlechte Schul- und Berufsausbildung sowie eine hohe Kriminalitätsrate. Unter den körperlichen Folgen der Sucht standen Lebererkrankungen (60% akut, 20% chronisch) im Vordergrund. Die Durchseuchung mit dem Hepatitis-B-Virus betrug 50%, HBs-Ag-Träger waren 8%. Eine δ-Virusinfektion konnte in keinem Fall nachgewiesen werden. Die Durchseuchung mit dem Hepatitis-A-Virus war mit 20% niedrig. Mehrfachinfektionen (HBV, HAV, CMV, EBV) waren bei einem Drittel der Abhängigen feststellbar. HIV-1-Infektionen traten erstmals 1985 (16,7%) auf. Die hohe Prävalenz von Lebererkrankungen sowie deren ungewöhnlichen Verlaufsformen bei Drogenabhängigen könnten auf die rezidivierenden Infektionen mit verschiedenen hepatotropen Viren zurückzuführen sein.

Literatur

1. Aenishänslin HW, Stadler GA, Bianchi L, Gudat F, Carmann H (1975) Hepatitis bei Drogensüchtigen. Dtsch Med Wochenschr 100: 857–865
2. Angarano G, Pastore G, Monno L, Santantonio T, Luchena N, Schiraldi O (1985) Rapid spread of HTLV-III infection among drug addicts in Italy. Lancet II: 1302
3. Brückner O, Alexander M, Klinge O (1980) Verlaufsform der Hepatitis bei Drogensüchtigen mit parenteralem Opiat-Abusus. MMW 122: 1063
4. Bschor F, Wessel J (1983) Zur Überlebensquote Drogenabhängiger. Dtsch Med Wochenschr 108: 1345–1351
5. Cheingsong-Popov R, Weiss RA, Dalgleish A (1984) Prevalence of antibody to human T-lymphotrophic virus type III in AIDS- and AIDS-risk patients in Britain. Lancet II: 477
6. Cherubin CE, Kane S, Weinberger DR, Wolfe E, Mc Ginn T (1972) Persistence of transaminase abnormalities in former drug addicts. Ann Intern Med 76: 385
7. Dörr HW, Dannemaier B (1985) Durchseuchung mit HBV, HSV und CMV bei Prostituierten. 40. Tagung der Deutschen Gesellschaft für Hygiene und Mikrobiologie. Bochum, Oktober 1985
8. Fuchs D, Blecha HG, Deinhardt F et al (1985) High frequency of HTLV-III antibodies among heterosexuel intraveneous drug abusers in the Austrian Tyrol. Lancet I: 1506
9. Hengster P, Blecha HG, Deinhardt F et al (1986) HTLV-III-Durchseuchung bei Personen mit intravenösem Drogenmißbrauch. Dtsch Med Wochenschr 111: 453–456
10. Joller-Jemelka HI, Wilhelm U, Steffen R, Grob PJ (1985) Virale Hepatitis und AIDS-assoziierte HTLV-III/LAV-Virusinfektionen bei Drogenabhängigen. Schweiz Med Wochenschr 115: 1114–1119
11. Koch MA, L'Age-Stehr J (1985) AIDS: der heutige Stand unseres Wissens. Dtsch Ärztebl 36: 2560–2567
12. Kommerell B (1976) Leberschäden bei Rauschmittelsucht und -mißbrauch. In: Wannagat L (Hrsg) Toxische Leberschäden. Thieme, Stuttgart, S 163
13. Ladewig D (1971) Die Behandlung der Drogenabhängigkeit. Suchtgefahren 4: 3
14. L'Age-Stehr J (1985) Epidemiologie von AIDS. Öffentl Gesundheitswes 47: 343
15. May B (1976) Somatische Erkrankungen bei jugendlichen Drogenabhängigen – Häufigkeit, Verlaufsbeobachtungen und Therapie. Wissenschaftlich-praktische Fachkonferenz der DHS, München 1975. In: Medikamente: Verbrauch – Mißbrauch – Abhängigkeit. Hoheneck, Hamm, S 108
16. May B, Helmstaedt D (1975) Liver disease in drug addicts: Clinical course-toxicolocal and clinical pharmacological aspects. Int J Clin Pharmacol 12: 1250

17. May B, Rosenstock HJ, Prack G (1978) Klinische Entgiftungstherapie von jugendlichen Drogenabhängigen. Der Kompass 11: 377–379
18. May B, Prack G, Rosenstock HJ (1978) Akute und chronische Folgeerescheinungen des Drogenabusus bei jugendlichen Patienten. Schleswig Holst Ärztebl 10: 646–648
19. Mortimer PP, Vandervelde EM, Jesson WJ, Pereira MS, Burkhardt F (1985) HTLV III antibody in Swiss and English intravenous drug abusers. Lancet II: 449
20. Novick DM, Enlow AM, Gelb RJ eds (1985) Kreek: Hepatic cirrhosis in young adults: Association with adolescent on set of alcohol and parenteral heroin abuse. Gut 26: 8–13
21. Perroni P, Geroldi D, Galli C, Zanetti AR, Cargnel A (1985) HTLV III antibody among Italian drug addicts. Lancet II: 52–53
22. Pirovino M, Heer M, Altorfer J, Bühler H, Schmid M (1981) Hepatitis des Drogensüchtigen: epidemiologische, klinische und histologische Aspekte. Schweiz Med Wochenschr 111: 827–828
23. Rodrigo JM, Serra MA, Aquilar E, Delomo JA, Gimeno V, Aparisi L (1985) HTLV III antibodies in drug additcs in Spain. Lancet II: 156–157
24. Rosenstock HJ, Prack G, May B (1976) Zur Therapie der Drogenabhängigkeit bei Jugendlichen. Klinische Aspekte der körperlichen Entgiftungsbehandlung. Med Welt 27: 2389
25. Schüpbach J, Vogt M, Bhushan R et al (1985) Prävalenz von Antikörpern gegen HTLV III in verschiedenen Regionen der Schweiz. Schweiz Med Wochenschr 115: 1048–1054
26. Schüpbach J, Haller O, Vogt M eds (1985) Antibodies to HTLV-III in Swiss patients with AIDS and pre-AIDS and in group at risk for AIDS. N Engl J Med 312: 265
27. Schwegler U, May B (1981) Klinische Entgiftung - ein notwendiger Schritt in der Therapie der Drogenabhängigkeit? In: Keup W (Hrsg) 4. Wissenschaftliches Symposium der DHS: Behandlung der Sucht und des Mißbrauchs chemischer Stoffe. Thieme, Stuttgart, S 89–93
28. Schwegler U, Frank D, Voss P, Werchau H, May B (1984) Liver disease in drug addicts. The XII Int Gastr Congr Lisbon, Sept
29. Tsang VCW, Peralta JM, Simons AR (1983) Enzyme-linked immunoelectrotransfer blot techniques (EITB) for studying the specifities of antigens and antibodies separated by gel electrophoresis. Methods Enzymol 92: 377
30. Vogt M, Lüthy R, Siegenthaler W (1985) Das erworbene Immunmangelsyndrom (AIDS). Eine Bilanz nach 4 Jahren. Schweiz Med Wochenschr 115: 665–671
31. Weizel A, Linhardt P, Heilmann K (1971) Hepatitiden nach Gebrauch von Rauschgift und Halluzinogenen. Dtsch Med Wochenschr 96: 445–448
32. Weizel A, Linhardt P, Kommerell B, Heilmann K (1973) Häufigkeit pathologischer Leberfunktionsproben bei anikterischen Drogenabhängigen. Dtsch Med Wochenschr 98: 1022–1025
33. Zoulek G, Gürtler L, Eberle J, Lorbeer B, Deinhardt F (1986) Zunahme der Prävalenz von Antikörpern gegen LAV/HTLV III bei Drogenabhängigen in der Bundesrepublik Deutschland. Dtsch Med Wochenschr 111: 567–570

Entzugstherapie und Rehabilitation aus klinisch-psychiatrischer Sicht

B. Kellermann

1973 wurde in Hamburg für die stationäre Therapie Drogenabhängiger das Therapiezentrum Altona aufgebaut, mit einer aus heutiger Sicht großzügigen Ausstattung, zum Beispiel hinsichtlich des Stellenplans. Unter anderem wegen zu geringer Kapazitätsauslastung wurde es bereits 3 Jahre später geschlossen, bis auf einen Teilbereich, der verlagert wurde in das allgemeine Krankenhaus Ochsenzoll, einem großen Hamburger Krankenhaus, etwas dezentral gelegen, mit psychiatrischem Schwerpunkt. Aus diesem Teilbereich entstand die Drogenstation, genannt Haus 25, mit anfangs 15, später 10 Therapieplätzen.

Im Rahmen des Hamburger Drogentherapieverbundes geht ein Drogenabhängiger, der in eine Langzeittherapie in einer therapeutischen Wohngemeinschaft will, von der Drogenberatungsstelle zunächst nach Haus 25 und von hier aus in die jeweilige therapeutische Wohngemeinschaft. In Haus 25 werden die Drogenabhängigen körperlich und psychosozial vorbereitet auf die therapeutischen Wohngemeinschaften.

Eine Besonderheit dieser Drogenstation ist der weiche Entzug, der nirgendwo sonst in der Bundesrepublik in dieser Weise bzw. in diesem Umfang durchgeführt wird, weil noch von den meisten der kalte bzw. harte Entzug als Methode der Wahl propagiert wird. In unserem Hause haben wir beste Erfahrungen mit dem Entzug mit Polamidon gemacht, einer Methode, die wir übernommen haben von unserer Vorgängereinrichtung, dem Therapiezentrum Altona.

Von Polamidon bzw. Methadon wird heutzutage in der Bundesrepublik überwiegend im Zusammenhang mit Erhaltungsprogrammen gesprochen. Hingegen wird die Polamidondetoxifikation nur selten erwähnt. Deshalb soll die Methode, wie sie bei uns in Haus 25 angewendet wird, etwas genauer beschrieben werden:

Sobald beim opiatabhängigen Patienten die ersten deutlichen Entzugserscheinungen auftreten, erhält er 20 Tropfen Polamidon in Saft verdünnt und nimmt diesen Trunk vor den Augen des Mitarbeiters ein. Über die Höhe der Dosis erhält der Patient keine Auskunft, dies wird vorher mit ihm so vereinbart. Meistens reichen 2mal 20 Tropfen aus. Nach 2–3 Tagen, eventuell noch früher, beginnt die Reduktion, und zwar um jeweils 5 Tropfen pro Tag, so daß meistens der körperliche Entzug nach 10 Tagen, oft früher, abgeschlossen ist. Lediglich nach Codein- bzw. Dihydrocodeinkonsum kann der Entzug länger dauern, ca. 3 Wochen lang.

Wenn ein Patient außer Heroin auch Barbiturate und/oder Benzodiazepine genommen hat, erhält er zum Entzug zusätzlich Oxazepam oder Distraneurinsaft. In den ersten Nächten erhalten die Patienten öfters Nitrazepam.

Wir haben auch andere Medikamente zum Entzug erprobt, keines jedoch übertraf Polamidon an Effizienz, keines hatte so wenig Nebenwirkungen.

Bekanntlich ist die Angst der Drogenabhängigen vor dem Entzugssyndrom groß, die Entzugsangst ist ein wesentlicher konditionierender Faktor. Ohne Zweifel ist das Alkoholentzugssyndrom in somatischer Hinsicht gefährlicher als das Opiatentzugssyndrom. Aber beim letzteren spielt der psychische Anteil eine besonders große Rolle. Nicht nur die somatischen, sondern auch die quälenden psychischen Entzugserscheinungen müssen vom verantwortlichen Arzt ernstgenommen werden. Hinzu kommt, daß bei Drogenabhängigen im stark reduzierten Allgemeinzustand die möglichst weitgehende Erhaltung der Homöostase ein ärztlich wichtiges Ziel ist. Dies erreicht man am ehesten mit einer Substanz mit Kreuztoleranz. Vor allem aber zeigen unsere Erfahrungen, daß durch Polamidondetoxifikation der Entzug i.a. so milde ist, daß der Patient schon vom 1. Tag an am therapeutischen Programm der Station teilnehmen kann und vor allem nicht bei seinen Mitpatienten, die schon weiter sind als er, beunruhigende Entzugserscheinungen psychisch auslöst.

Wenn ein drogenabhängiger Patient sich zum kalten Entzug entschließt, wird dies selbstverständlich akzeptiert und er zu dieser seiner eigenen Leistung ermuntert. In einem aufgezwungenen kalten Entzug sehen wir jedoch keinen therapeutischen Sinn, zumal sich die Vorstellung, ein kalter Entzug würde vor einem Rückfall abschrecken, als unrichtig und naiv erwiesen hat.

Bei uns hat sich die Polamidondetoxifikation sehr bewährt. Wir verfügen darin über 10 Jahre eigene Erfahrung. Durch eine stationäre Polamidondetoxifikation kommt es keineswegs zu einer Suchtverlängerung oder -verlagerung. Es gibt offenbar keine rationalen Gründe dagegen, daß beim stationären, also kontrollierbaren Entzug ein Suchtmittel wie Polamidon verabreicht wird.

Das Prinzip des schrittweisen Opiatentzuges ist altbekannt. Hinzuweisen ist hier auf die umfangreiche Monographie von Erlenmeyer: *Die Morphiumsucht und ihre Behandlung.* Sie erschien in ihrer 3. Auflage vor genau 100 Jahren, 1887. (Damals war unsere Berufsgruppe der Ärzte wesentlich mehr an der Therapie von Opiatsüchtigen beteiligt als heute.) Erlenmeyer kannte 3 Entziehungsmethoden, die allmähliche, die plötzliche und die schnelle Entziehung. Er hatte umfangreiche Erfahrungen mit allen 3 Methoden und empfahl die 3., nämlich „die zwar möglichst schnelle, aber durchaus nicht plötzliche Morphiumentziehung", wofür „sechs bis zwölf Tage genügen", die also unserer heutigen Methode entspricht.

Nun noch etwas Allgemeines über die Drogenentzugsstation: Aufnahme und Aufenthalt sind auf jeden Fall freiwillig. Dies gilt ebenfalls für Patienten mit gerichtlicher Auflage. Dennoch ist mit dem Einverständnis der Patienten die Haustür geschlossen. Dies soll wie eine kleine Barriere augenblicksgebundenen Abbruchtendenzen entgegenwirken und das Einschmuggeln von Drogen verhindern. Jeder kann jederzeit gehen, muß sich aber mit seinen Mitpatienten und den Therapeuten darüber auseinandersetzen, zumal ein Therapieabbruch zur Wiederaufnahmesperre von mehreren Wochen führt.

Vor dem Aufbau der Drogenstation innerhalb eines großen Krankenhauses bestanden Befürchtungen, dies würde sich für die anderen Patienten, aber auch für die Drogenabhängigen negativ auswirken. Es hieß damals, das sei, als ob man einen Alkoholiker in einer Brauerei beschäftigen würde. In der Praxis haben sich die Befürchtungen nicht bestätigt. Es ist keine Drogenszene innerhalb des Krankenhauses entstanden. Bisher ist es uns sehr weitgehend gelungen, die Drogenpatienten von den anderen abzuschirmen, was bedeutet, daß unsere Patienten nur in einer Gruppe und in Begleitung eines Mitarbeiters im Krankenhausgelände spazierengehen und daß bei Gängen zu den Krankenhausambulanzen immer ein Mitarbeiter dabei ist. Dies beinhaltet selbstverständlich eine hohe zeitliche Beanspruchung der Mitarbeiter.

Die Drogenstation hatte ursprünglich 15 Plätze, wurde jedoch aus wirtschaftlichen Gründen auf 10 Plätze reduziert, um die durchschnittliche Auslastungsquote anzuheben. Eine möglichst hohe Auslastungsquote steht jedoch im Widerspruch zur Notwendigkeit, trotz erheblicher Nachfrageschwankungen jederzeit möglichst rasch aufnehmen zu können. Seit ca. einem halben Jahr ist die Nachfrage so hoch wie noch nie bisher, was leider zu einer Warteliste von 4–6 Wochen geführt hat.

Die Station ist unterteilt in 2 Bereiche, einen Aufnahmebereich für die ersten Tage und einen Bereich für die Zeit nach Abklingen der gröbsten Entzugserscheinungen. Da nicht wenige Patienten einige Tage nach der Aufnahme, sobald es ihnen körperlich schon wieder besser geht, die gerade erst begonnene Therapie abbrechen, gegen alle vernünftigen Erwägungen, und damit andere Drogenpatienten in ihrer Therapiemotivation negativ beeinflussen, ist es nach unseren Erfahrungen wichtig, diese beiden Gruppen voneinander getrennt zu betreuen, was größeren Personalaufwand bedeutet.

Nach meistens 2–4 Wochen erfolgt die Verlegung in die therapeutische Wohngemeinschaft in Begleitung eines Mitarbeiters. Etwa ⅔ der aufgenommenen Patienten erreicht dieses Ziel, nach unseren Vergleichsmöglichkeiten ist dies kein schlechtes Ergebnis.

Das Mitarbeiterteam ist multiprofessionell: 1 Stationsarzt, 1 Psychologe, 3 Sozialpädagogen und 3 Schwestern und Pfleger (davon 1 Halbtagskraft). Obwohl die Patienten-Personal-Relation rechnerisch besser ist als 1:1, bestehen wegen der relativ kleinen Stationseinheiten öfters erhebliche Schwierigkeiten mit der Dienstplanbesetzung. Eine Supervision durch einen externen Psychotherapeuten ist hier besonders notwendig, weil die emotionale Belastung der Mitarbeiter außerordentlich hoch ist.

Die abstinenztherapeutische Rehabilitation durch 12- bis 18monatige stationäre Therapie in speziellen therapeutischen Wohngemeinschaften darf sicherlich als bekannt vorausgesetzt werden. Es ist bedauerlich, daß die Therapieprogramme der therapeutischen Wohngemeinschaften aus wirtschaftlichen Gründen in den letzten Jahren stark verändert worden sind, weil der Staat als Sozialhilfeträger sich aus diesem Bereich weitgehend zurückgezogen hat zu Lasten der Kranken- und vor allem der Rentenversicherungen. Auch die unausweichliche zusätzliche Bürokratisierung hat sich negativ ausgewirkt. Die Finanzierung von Drogentherapien ist u. E. in 1. Linie Aufgabe des staatlichen Sozialhilfeträgers, in 2. Linie der Krankenkassen und erst in 3. Linie der Rentenversicherungen; in der Realität ist es jedoch genau andersherum. Ein großes Problem der abstinenztherapeutischen Drogenlangzeittherapie ist, daß nur ein relativ kleiner Teil der Drogenabhängigen dieses gute Angebot nutzt, obwohl die Aufnahmebarrieren erheblich reduziert worden sind. – Da die Drogenentzugsstation das Nadelöhr auf dem Wege zur drogentherapeutischen Wohngemeinschaft ist, halten wir es für besonders wichtig, daß nicht durch Angst vor dem kalten Entzug der Zugang erschwert wird.

Nur sehr wenige Ärzte in der Bundesrepublik verfügen wie wir über eigene, umfassende und zudem langjährige Erfahrungen mit dem Medikament Polamidon bei Drogenabhängigen, wenngleich nur bei der klinischen Detoxifikation. Nach unseren günstigen Erfahrungen mit diesem Medikament und aus der bitteren Realität der klinischen Praxis heraus halten wir ein Polamidon-Erhaltungsprogramm für unbedingt notwendig. Wir meinen, daß möglichst rasch ein weitgestreutes, möglichst gut strukturiertes Polamidonerhaltungsprogramm aufgebaut werden muß, eingebettet in umfangreiche psychosoziale Hilfen und Therapien im weiten Sinne, als Angebot an alle die Drogenabhängigen, welche offensichtlich von dem bestehenden Abstinenztherapieangebot nicht erreicht werden.

Im Bundesland Nordrhein-Westfalen haben die gesundheitspolitisch Verantwortlichen es am ehesten erkannt, daß wegen des Aids-Problems alles neu überdacht werden muß, was vor 5 Jahren noch Gültigkeit hatte. Bekanntlich ist die HIV-Durchseuchungsrate unter den Drogenabhängigen extrem hoch und steigt zudem noch steil an. Bekanntlich ist die Risikogruppe der Drogenabhängigen hinsichtlich der AIDS-Prävention am problematischsten, vor allem im heterosexuellen Bereich. Bekannt ist auch, daß die Lebensführung der Drogenabhängigen (dies ist selbstverständlich nicht als Vorwurf gemeint) chaotisch, augenblicksbezogen und autodestruktiv ist. Ohne Zweifel sind praktisch allen Drogenabhängigen die HIV-Infektionsgefahren und die HIV-präventiven Möglichkeiten bekannt. Die Furcht vor Aids ist unter Drogenabhängigen sehr groß. Die steil ansteigende Durchseuchungsrate zeigt jedoch, daß die notwendigen Konsequenzen von den Drogenabhängigen nicht realisiert werden bzw. nicht realisiert werden können. Die gerade veröffentlichte Klientenbefragung von Arnold und Frietsch (1987) ergab u.a., daß nur 10% der Drogenabhängigen es sich bewußt machen, daß man an einer HIV-Infektion stirbt. Nur die Hälfte von ihnen denkt daran, daß man mit seiner HIV-Infektion andere anstecken kann.

Sicher ist durch Aids die Therapiebereitschaft unter Drogenabhängigen etwas angestiegen. Auf der anderen Seite wurde ohne Zweifel unter den Drogenabhängigen der untergründige Pessimismus gegenüber ihrer eigenen Zukunft, die Resignation, die Verzweiflung, die Suizidalität im weiten Sinne noch ausgeprägter.

Sicher gibt es einige HIV-infizierte Drogenabhängige, die die allgemeinen Aidspräventiven Regeln befolgen, so daß ihre Sexualpartner nicht infiziert werden und sie auch keine anderen Drogenabhängigen über gemeinsam benützte Spritzbestecke anstecken. Für die Mehrzahl der Drogenabhängigen aber dürfte gelten, daß ihre Fähigkeiten und ihre Einstellungen dies kaum erwarten lassen. Öfter hat man den Eindruck, daß es HIV-infizierten Drogenabhängigen ziemlich gleichgültig ist, ob sie ihre Infektion weitergeben, mancher soll sogar in aggressiver Weise dies beabsichtigen.

Eine Drogenabhängigkeit ist eine schwere Krankheit, aber Aids ist selbstverständlich noch schlimmer als Drogenabhängigkeit. Deshalb kann es nicht mehr das höchste Ziel sein, die Drogenabstinenz zu erreichen. Vielmehr muß jetzt vorrangiges Ziel sein, nach Möglichkeit zu verhindern, daß noch mehr Drogenabhängige sich mit dem HI-Virus infizieren bzw. daß noch mehr Menschen (vor allem Frauen) durch HIV-positive Drogenabhängige infiziert werden.

Nach den umfangreichen vorliegenden ausländischen Erfahrungen, die z.B. niedergelegt sind im offiziellen Methadonbericht des Schweizer Bundesamtes für das Gesundheitswesen, kann ein Methadon- bzw. Polamidonerhaltungsprogramm dabei eine Hilfe sein. Es hat doch keinen Sinn, mühsam die Drogenabstinenz erreicht, aber auf dem Wege dorthin sich mit dem HI-Virus infiziert zu haben.

Sicherlich wäre es besser, es könnten Mittel und Wege gefunden werden, die Abstinenzprogramme attraktiver und niedrigschwelliger zu gestalten, allerdings bestehen offensichtlich kaum Möglichkeiten. Ein Polamidonerhaltungsprogramm ist ohne Zweifel keine gute Methode, hat Nachteile und wird sicherlich auch nicht von allen Drogenabhängigen akzeptiert werden. Angesichts der Aids-Gefahr gibt es jedoch u. W. keine bessere Methode. Ein Polamidonerhaltungsprogramm hat in dieser Hinsicht sicherlich mehr Vorteile als Nachteile. Durch ein Polamidonerhaltungsprogramm könnten nach den vorliegenden Erfahrungen bei einem erheblichen Teil der Drogenabhängigen, bei welchem das vorhandene gute Therapieangebot offensichtlich nicht ankommt, 3 Ziele erreicht werden: Wesentliche Abnahme der Häufigkeit der i. v. Injektionen, bessere Ansprechbarkeit für Aids-Prävention und vor allem bessere Fähigkeit bzw. psychosoziale Kompetenz für die notwendige Aids-Prävention.

Es ist überraschend, wie in der Bundesrepublik die alten Meinungen kaum beeinflußbar fixiert sind und wie viele Vorurteile inzwischen aufgebaut wurden. – Unbedingt zu akzeptieren ist die ablehnende Haltung der Abstinenztherapeuten. In der Drogentherapie kann man nur eines tun, deshalb muß ein Abstinenztherapeut logischerweise gegen ein Polamidonerhaltungsprogramm sein, denn ein Suchttherapeut muß unbedingt eine klare, völlig transparente und widerspruchsfreie Haltung dem Patienten zeigen. Nicht akzeptabel erscheint hingegen die Meinung von Leuten, die praxisfern sind, keine eigene therapeutische Verantwortung tragen bzw. getragen haben und die nur das nachreden, was ihnen andere eingeredet haben. Man kann doch nicht untätig zusehen, wie die Durchseuchungsrate noch weiter ansteigt. Die ausländischen Kollegen, die überall und seit vielen Jahren Polamidon bzw. Methadon geben und damit Erfahrungen haben, können in ihrer Kompetenz kaum angezweifelt werden.

Gegen ein Polamidonerhaltungsprogramm werden in der Bundesrepublik vor allem folgende Argumente ins Feld geführt, die u. E. alle nicht stichhaltig sind:

Erstens heißt es, ein Polamidon-Erhaltungsprogramm sei keine kausale Therapie, die Drogenabhängigen würden weiterhin süchtig bleiben, man würde lediglich „den Teufel mit dem Beelzebub austreiben". Ohne jeden Zweifel ist ein Polamidonerhaltungsprogramm eine symptomatische Therapie, bei manchen Drogenabhängigen vielleicht sogar nur eine Palliativmaßnahme bei mehr oder minder infauster Prognose. Aber nicht nur eine kausale Therapie ist ärztlich zulässig, sondern auch eine symptomatische bzw. lindernde Therapie ist ärztlich begründet. Gegen die Metapher mit dem Teufel und dem Beelzebub kann eine andere gesetzt werden: Der Drogenabhängige ist ohne Zweifel Sklave seiner Droge. Und Heroin ist ein brutaler Diktator.

Zwar würde die Freiheit von der Droge für den Drogenabhängigen ein schöneres und wertvolleres Leben bedeuten; es kann dem Drogenabhängigen aber nur bei seiner Befreiung geholfen werden, wenn er dies selber will. Der andere Weg, eben seinen Diktator, nämlich die Droge, auszuschalten, zum Beispiel durch das BTM-Gesetz, ist bekanntlich nur beschränkt wirksam. So hilft man einem Drogenabhängigen schon dadurch, daß er einen humaneren Diktator bekommt, nämlich Polamidon.

Zweitens wird gesagt, es sei rechtlich nicht zulässig, Betäubungsmittel an Drogenabhängige zu verordnen. Dies ist nicht richtig. Nach § 13 BTM-Gesetz kann ein Betäubungsmittel wie Polamidon verabreicht werden, wenn dies ärztlich begründet ist. Im Kommentar von Joachimski heißt es dazu: „Begründet ist die Verschreibung oder Verabreichung von Betäubungsmitteln, wenn nach den anerkannten Regeln der ärztlichen Wissenschaften die Anwendung des Betäubungsmittels zulässig und geboten ist." In einem BGH-Urteil vom 08. Mai 1979 heißt es: „Die Verschreibung eines Betäubungsmittels an einen Süchtigen zum Zwecke der Entziehungskur ist trotz medizinischer Indikation dann ärztlich nicht begründet, wenn der Arzt keine ausreichende Vorsorge dafür trifft, daß der Patient das Mittel verschreibungsgemäß gebraucht." Wenn also ein Arzt Polamidon täglich in verdünnter Form verabreicht und nicht per Rezept verschreibt, wenn er also streng kontrolliert Polamidon gibt, kann er dies tun. Zudem: die Verabreichung von Polamidon an Drogenabhängige ist zuallererst ein ärztliches Problem und nicht ein juristisches.

Der Sinn des BTM-Gesetz ist es, Menschen davor zu schützen, in eine Sucht zu geraten. Sinn des BTM-Gesetz kann es aber nicht sein, solchen Menschen auch noch zu schaden, die durch das BTM-Gesetz nicht davor geschützt worden sind, in eine Drogenabhängigkeit zu geraten.

Drittens wird gesagt, daß ein Polamidonerhaltungsprogramm theoretisch gar nicht funktionieren könne, weil eines der wichtigsten Symptome der Drogenabhängigkeit das Kontrollverlustphänomen sei. Dies ist richtig. Kontrollverlust heißt, daß ein Süchtiger nicht mehr mäßig, also kontrolliert, sein Suchtmittel konsumieren kann, sondern entweder exzessiv oder gar nicht. Allerdings ist das Kontrollverlustphänomen eine empirische Tatsache, die man noch nicht hinreichend erklären kann. Es besteht übrigens auch bei exzessiven Rauchern. Unsere Erfahrungen mit der Suchttheorie stammen weitgehend aus der Alkoholikertherapie. Alkoholiker trinken meistens 200–500 ccm Alkohol pro Tag, ihre Tagesdosis pendelt sich auf einem hohen Niveau ein, das nur selten überschritten wird. Die Toleranz und die Tagesdosis an Alkohol steigen von einem bestimmten Niveau an also nicht mehr weiter an.

Da Polamidon bei weitem nicht so toxisch ist wie Alkohol, läßt es sich vielleicht erklären, daß ein hohes Erhaltungsniveau von Polamidon so gut toleriert wird, zumal die Schwankungen wegen der langen Halbwertzeit von Polamidon gering sind.

Bekanntlich waren unter den Morphinisten früher viele Ärzte; auch sie sollen relativ lange scheinbar kontrolliert Morphium genommen haben. – Es zeigt sich hier, daß man Alkohol und Polamidon schlecht miteinander vergleichen kann: Alkohol ist in somatischer, psychischer und sozialer Hinsicht wesentlich toxischer als Polamidon. Deshalb ist der Spruch, man würde ja auch bei einem Alkoholiker kein Alkoholerhaltungsprogramm machen, nicht zutreffend.

Viertens ist man gegen ein Polamidonerhaltungsprogramm, weil man in dieser Hinsicht schlechte Erfahrungen mit einigen ärztlichen Berufskollegen gemacht hat („Dealer-im-weißen-Kittel-Phänomen"). Durch gemeinsame Anstrengungen, vor allem Informationen, wurde erreicht, daß dieses Phänomen deutlich seltener auftritt. Dadurch, daß jetzt in Nordrhein-Westfalen an einigen Stellen Methadoner-haltungsprogramme aufgebaut werden, könnte es sein, daß einige Kollegen glauben, sie könnten nun wieder in alter Art „drauflos doktern". Gerade deshalb ist es notwendig, ein *Programm,* nämlich ein gut durchstrukturiertes, sorgfältig durchdachtes, kontrollierbares Programm aufzubauen. So kann kein Kollege sagen, es gebe keinen Spezialisten für diese schwierigen Patienten und er sei alleingelassen mit dem Problem.

Offiziell heißt es oft: „Im begründeten Einzelfall Polamidon – ja, jedoch Polamidonprogramm – nein!" Der hier gemeinte Einzelfall ist jedoch nicht definiert. Tatsache ist, daß sich kaum ein Arzt traut, daß fast nie Polamidon verabreicht wird, oft nicht einmal bei offiziell von der Bundesärztekammer zugelassener Indikation. Auch für noch so wenige Einzelfälle ist ein strukturiertes, kontrollierbares Programm notwendig. Nur ausgesuchte und legitimierte Ärzte dürfen nach streng vorgeschriebenen Regeln Polamidon verabreichen. – Daß bei einem Polamidoner-haltungsprogramm nicht schematisch vorgegangen werden darf, sondern daß jeder „Einzelfall" individuell gesehen werden muß, versteht sich sicherlich von selbst.

Fünftens gibt es ohne Zweifel auch viele mehr oder minder unbewußte Gründe, die es manchen Menschen schwer machen, ihre Meinung der veränderten Realität entsprechend zu ändern und die deshalb gegen ein Polamidonerhaltungspro-gramm eingestellt sind, ohne dies wirklich rational mit plausiblen Argumenten begründen zu können.

Einem Psychiater ist es sicherlich erlaubt, einige Vermutungen anzustellen: In manchem ist vielleicht noch tief verwurzelt die Vorstellung, daß Drogenabhängige nicht wirklich kranke Menschen seien, sondern daß sie mit ihrem Konsum von illegalen Drogen etwas Sündiges bzw. etwas Böses tun und dafür eigentlich bestraft werden müssen. Manche haben offenbar Angst vor der chaotischen Lebenseinstellung der Drogenabhängigen. Bei manchen erweckt das oft fordernde, egozentrische, nicht selten auch parasitäre Verhalten der Fixer gewisse Aggressionen.

Es erscheint wichtig, von Zeit zu Zeit seine Einstellungen den Fixern gegenüber zu überprüfen und sich zu bemühen, diese als kranke Menschen zu sehen.

Sechstens bereitet naturgemäß jedem der Gedanke erhebliches Unbehagen, daß man einem Süchtigen sein Suchtmittel auch noch gibt. Aber besser ist die orale Gabe von Polamidon als die i.v. Injektion von möglicherweise infektiösem Material mit eventuell toxischen Beimischungen. – Nach den vorliegenden Erfahrungen nehmen Fixer in Methadonerhaltungsprogrammen öfters noch andere Suchtmittel nebenher, vor allem in den ersten Monaten, dann seltener. Dies bedeutet eine hohe Gefahr von Intoxikationen. Intoxikationen gibt es aber bei Fixern auch sonst. Daß es in den USA mehr Methadontote als eigentliche Drogentote geben soll, ist nach Mitteilung kompetenter Fachleute nicht zutreffend.

Siebtens wird gesagt, gegen eine medikamentengestützte Rehabilitation würde sprechen, daß in Ländern mit großzügiger Ausgabe von Ersatzdrogen wie Spanien und Italien die HIV-Durchseuchungsrate bei Drogenabhängigen besonders hoch sei. Andererseits ist in Holland die HIV-Durchseuchungsrate besonders niedrig, was allerdings auch damit zusammenhängen kann, daß in Holland das Heroin öfters als bei uns gesnieft und nicht gespritzt wird.

Die Zusammenhänge sind ohne Zweifel so komplex, daß aus solchen Zahlen nicht zuviel geschlossen werden darf.

Achtens wird schließlich gesagt, es sei aus therapeutischer Sicht völlig falsch, die Versorgungshaltung des süchtigen Menschen auch noch zu unterstützen. Vielmehr sei Hilfe durch Nichthilfe angesagt. Der süchtige Mensch müsse durch seine Sucht viele leidensvolle negative Erfahrungen sammeln, bis er schließlich bereit sei, zu kapitulieren, bis er schließlich abstinenzmotiviert sei. Dieses Leidensdruckkonzept ist richtig. Jedoch muß nochmals betont werden, daß heutzutage bei Drogenabhängigen die Aids-Prävention noch wichtiger ist als die Suchttherapie.

Außerdem ist das Leidensdruckkonzept – bezogen auf die Drogenabhängigen – in letzter Zeit in Frage gestellt worden. Die Untersuchungen von Raschke (1986) und von Krach u. Peschke (1987) weisen darauf hin, daß als erstes eine psychosoziale Stabilisierung erreicht werden müsse, erst auf dieser Basis könne die Drogenfreiheit angestrebt werden; meistens wird es ja andersherum versucht. Raschke formulierte: „Der Einstieg in den Ausstieg geht über die soziale Integration." Bei dieser sozialen Integration kann eine medikamentengestützte Rehabilitation, vor allem mit Polamidon, sehr hilfreich sein.

Angesichts der derzeitigen Situation ist es nicht gut, daß in der Bundesrepublik so lange über das Pro und Contra diskutiert wird, während praktisch überall im Ausland Methadonprogramme laufen und dort mehr nützen als schaden. Ein Polamidonerhaltungsprogramm ist ohne Zweifel keine gute Hilfe in Aids-präventiver Hinsicht, aber bessere gibt es offensichtlich nicht. Insofern ist es sehr zu begrüßen, daß in Nordrhein-Westfalen nicht weiter theoretisiert wird, sondern daß endlich eigene Erfahrungen gesammelt werden. Denn offensichtlich ist Aids-Prävention jetzt noch wichtiger als Drogenabstinenztherapie, und ein Polamidonerhaltungsprogramm ist das wesentlich kleinere Übel als Aids.

Literatur

Arnold T, Frietsch R (1987) Zur AIDS-Problematik in der Drogenarbeit – Ergebnisse einer Klientenbefragung. Suchtgefahren 33: 237–248

Behrendt K, Schmidt R (1984) Zur Bedeutung des therapeutischen Settings und der medikamentösen Behandlung beim klinischen Entzug Drogenabhängiger. Suchtgefahren 30: 24–27

Bloemeke U, Kellermann B, Trueg E (1981) Erfahrungen einer Drogenstation im Psychiatrischen Krankenhaus. Suchtgefahren 27: 178–179

Erlenmeyer A (1887) Die Morphiumsucht und ihre Behandlung, 3. Aufl. Heusers Verlag, Berlin

Joachimski J (1982) Betäubungsmittelrecht, 3. Aufl. Boorberg, Stuttgart

Krach C, Peschke H (1987) Das Hannoversche Methadon-Programm. Jugend- und Drogenberatungszentrum Hannover

Raschke P (1987) Therapie und Rehabilitation bei Drogenabhängigen – Langzeitstudie am Beispiel des Hammer Modells. In: Medikamentengestützte Rehabilitation bei Drogenabhängigen. Hrsg.: Der Minister für Arbeit, Gesundheit und Soziales des Landes NRW

Trueg E (1982) Beschreibung 100 drogenabhängiger Patienten einer Drogenstation anhand psychosozialer Daten. Suchtgefahren 28: 321–324

Psychosoziale Merkmale von Drogenabhängigen, Jugendsubkulturen und veränderte Drogenmißbrauchsmuster

C. Liesenhoff

Ich habe mein Referat bewußt psychosoziale Merkmale von Drogenabhängigen genannt, da ich angesichts der Komplexität von Sucht skeptisch bin vor einer schlüssigen Definition oder Theorie von Suchtpersönlichkeit. *Die* Suchtpersönlichkeit als ein Raster von bestimmten Eigenschaften gibt es nicht – dies belegen weder die Erfahrungen in der konkreten Drogenarbeit noch die sozialwissenschaftliche und psychologische Fachliteratur. Wenn es auch nicht *die* Suchtpersönlichkeit gibt, so treten gleichwohl bei Drogenabhängigen bestimmte Merkmale und Eigenschaften wiederholt und gehäuft auf, wobei allerdings im Einzelfall offen bleibt, ob die jeweilige Eigenschaft Ursache oder Folge der Drogenabhängigkeit ist.

Merkmale, die vermehrt bei Drogenabhängigen auftreten, lassen sich wie folgt skizzieren:

- geringe Frustrationstoleranz,
- geringes Selbstwertgefühl, das zum Ausdruck kommen kann durch Selbstüberschätzung mit hohem Anspruchsdenken,
- wenig Kompetenz, Konflikte angemessen auszutragen bzw. passive Konfliktbewältigungsmuster,
- hohe Konsumorientierung,
- Schwierigkeiten und Störungen in Beziehungen,
- relative Gleichgültigkeit gegenüber überlieferten Normen.

Uneinheitlich und komplex ist auch das Bild, wenn die Frage gestellt wird, welche Rolle die Familie bei der Entstehung der Sucht spielt, welche familiären Einflüsse und Erlebnisse zu einer Störung der seelischen Entwicklung bzw. zu einer Suchtentstehung führen.

Oft wird die sogenannte „Broken-Home-Situation" angeführt, was meint, daß Drogenabhängige häufig aus Familien kommen, deren Eltern getrennt, geschieden oder wo ein Elternteil verstorben ist.

Diese Perspektive kann einseitig sein, wenn nicht gleichzeitig in den Blickwinkel gelangt, *wie* Trennungen, Scheidungen von den Kindern verarbeitet wurden und inwieweit sie zu traumatischen oder belastenden Erlebnissen geführt haben. Eine differenziertere Fragestellung liegt in der Thematisierung des Familienklimas, der Kommunikationsmuster und Erziehungsstile.

Immer wieder auftretende Erziehungsmuster sind etwa:

- Überbehütung (overprotection),
- Zurückweisung,

- widersprüchliche elterliche Erziehungsstile, der eine Partner streng, der andere permissiv,
- ein konfliktzudeckender Erziehungsstil,
- ambivalente Gefühlseinstellung zum Kind.

All diese unterschiedlichen Erziehungsstile und Kommunikationsmuster tauchen in der Betreuungsarbeit der Drogenhilfe auf bzw. auch in der einschlägigen Fachliteratur.

Diese hier nur schlagwortartig genannten Erziehungsmuster sind aber nicht in einer Ursache-Wirkung-Beziehung zu sehen. Sie erlauben allenfalls die Aussage, daß diese Einflüsse die Wahrscheinlichkeit, daß es zu einer Suchtmittelabhängigkeit kommt, erhöht, daß sie Risikofaktoren sind. Viele Kinder mit belastenden familiären Erziehungssituationen bleiben „normal". Es kommt zu keiner Suchtentwicklung. Die Erklärung hierfür ist, daß dem Individuum trotz negativer Erfahrungen Bewältigungsstrategien zur Verfügung standen, die das Entstehen einer Krankheit verhinderten. Bei der Betrachtung von Lebensläufen muß daher das Verhältnis der Risikofaktoren oder belastenden Erfahrungen zu den schützenden, stärkenden und positiven Erfahrungen gesehen werden. Also gefragt werden, wie Negativerfahrungen von Individuen verarbeitet wurden.

Es ist bekannt, daß der Drogenkonsum sowie die Entstehung der Drogenabhängigkeit ins Jugendalter fällt. Das Jugendalter ist nun ein Krisenalter, wo entwicklungs-, soziologisch und - psychologisch wichtige Lebensaufgaben anstehen: der Aufbau von Beziehungen zum anderen Geschlecht, die emotionale Ablösung vom Elternhaus, der Aufbau einer beruflichen Perspektive. Drogenabhängigkeit, die in eine Drogenkarriere mündet, beinhaltet in der Regel, daß die ebengenannten Lebens- bzw. Entwicklungsaufgaben gar nicht angegangen oder unterbrochen werden. Also den Verlust von sozialen Beziehungen, den Abbruch der Schul- oder Berufsausbildung, soziale Deklassierung. Der Drogenhilfe kommt dabei die Aufgabe zu, Lernfelder und Nachreifungsangebote im psychischen, sozialen und beruflichen Bereich zu machen. Die Erfahrungen in der Drogenarbeit zeigen, daß der Entwöhnungsprozeß ein jahrelanger Prozeß ist, der oft als Stolperstrecke verläuft, wo es notwendig ist, daß die Drogenhilfe über einen langen Zeitraum betreut und immer wieder Formen des Neueinstiegs und Neuanfangs ermöglicht.

Wenn heute über aktuelle Probleme des BTM-Mißbrauchs geredet werden soll, so möchte ich zumindest in einem kurzen Streiflicht einen Rückblick geben. Als Ende der 60er bzw. Anfang der 70er Jahre das Drogenproblem entstand, waren Drogen etwas Spektakuläres, Exotisches, Kulturfremdes. Inzwischen haben wir in der Bundesrepublik eine über 17jährige Geschichte des Drogenproblems hinter uns. Drogen sind heute so allgegenwärtig, daß die meisten Jugendlichen, wenn sie sie nicht selbst probiert haben, so jedoch mit ihnen konfrontiert werden. Drogen sind zudem in allen gesellschaftlichen Schichten und Altersklassen vorzufinden.

Zu Beginn der Drogenszene spalteten sich Drogen in weiche (vornehmlich Haschisch) und harte Drogen (vornehmlich Heroin). Der Drogenmarkt unterlag starken Schwankungen im Hinblick auf Verfügbarkeit und Verknappung der Drogen. Heute haben wir dagegen einen gut sortierten Drogenmarkt und kaum noch

Verknappungen. Die Verfügbarkeit von Drogen ist besser denn je. Der Markt gibt Heroin, Haschisch, Kokain, zunehmend Amphetamine und neuerdings Designerdrogen her.

Anfang der 70er Jahre war die Droge ein jugendspezifisches Problem, das vornehmlich die Altersgruppe von 18 bis 25 Jahren betraf. Inzwischen haben wir es mit Drogenabhängigen zu tun, die 35 ja sogar 40 Jahre alt sind. Gleichzeitig aber wächst eine junge Drogengeneration ständig nach. Stand damals das Drogenproblem sehr stark unter dem Vorzeichen einer Protest- und Fluchtbewegung, so ist es heute vielfach „nur" noch exzessives Konsummuster.

Das Fixertum war ein ausgeprägter Lebensstil. Der klassische Fixer hatte eine eigene Ideologie, eigene Wertorientierungen innerhalb der Drogensubkultur. Diese Drogensubkultur war verbunden mit der Ablehnung gesellschaftlicher Standards. Die Drogenszene gab ein relativ homogenes Bild ab, der Fixer war der „Freak", Heroin war seine Droge. Das Ausweichen auf andere Drogen (Medikamente, Speed) gab es auch, häufig aber nur in Notsituationen.

Diesen Fixertypus gibt es nach wie vor, und er mag auch der Haupttypus der betreuten Klienten in den Drogenberatungsstellen und Therapieeinrichtungen sein. Er wird aber bereits überlagert von einem neuen Typus, dem – auch wenn es widersprüchlich klingt – Typus des polyvalenten Fixers. Das heißt, daß das Fixersein zwar nach wie vor *die* Identität ist, daß die Droge Heroin die bevorzugte Droge ist, ansonsten aber an Drogen genommen wird, was man bekommt: Heroin, Kokain, Amphetamine, Beruhigungstabletten, Alkohol. Amphetamine werden sowohl auf dem Schwarzmarkt besorgt als auch legal über Arztverschreibungen. Letzteres ist allerdings nach der 2. BTM-Rechtsänderungsverordnung vom 23.06.1986 auch bei Captagon nur noch auf BTM-Rezept möglich.

Es gibt damit auch eine starke Tendenz der Durchmischung mit legalen Drogen, wodurch das Risiko, sozial auffällig zu werden geringer wird. Der Typus des sozial unauffälligeren Drogenabhängigen bahnt sich an. Es ist daher auch problematisch, von der Zahl der registrierten BTM-Delikte auf das Ausmaß des Drogenproblems zu schließen.

Im Gegensatz zu früher gibt es heute viele jugendliche Drogensubkulturen. Man kann sie entlang den Jugendsubkulturen differenzieren also Popper, Punks, Skinheads und diesen jugendlichen Subkulturen jeweils auch bestimmte Drogen zuordnen. Den Skinheads tendenziell Alkohol und polyvalenen Konsum, dem Popper Aufputschmittel und Kokain – auch hier entwickelt sich zwar unter einem anderen Vorzeichen als dem des eben erwähnten Fixers ein Typus des sozial angepaßten Drogenabhängigen. Die Punks sind im Hinblick auf Drogenmuster uneinheitlich. Ihnen können mehrere Drogen zugeordnet werden: Alkohol, Amphetamine, Heroin.

War früher mit jeder Droge ein bestimmtes Image des Drogenkonsumenten verbunden und war die Jugendsubkultur mit ihrer Drogenszene relativ einheitlich, so haben wir es heute mit vielen Jugendsubkulturen zu tun, die sich untereinander stark abgrenzen und die gekennzeichnet sind durch eine differenzierte Palette des Drogenkonsums.

Für die Drogenhilfe stellt sich unter diesen neuen Bedingungen der Vielfalt von Drogenszenen die Frage der Erreichbarkeit der unterschiedlichen Drogenkonsumenten. Sicherlich ist es notwendig, zielgruppenspezifische Angebote für die diversen Jugendsubkulturen zu machen. Dies setzt eine hohe Spezialisierung der Sozialarbeiter im Hinblick auf die verschiedenen Szenen voraus.

Diese Arbeit wäre nur angemessen über aufsuchende Arbeit zu leisten, wie Kontaktarbeit, Streetwork, was aber eine entsprechende personelle Ausstattung der Drogenhilfe voraussetzt. Tatsächlich aber werden die Drogenabhängigen der unterschiedlichen Szenen erst dann erreicht, wenn das Kind in den Brunnen gefallen ist, nämlich, wenn sie in den Vollzugsanstalten einsitzen.

Zu der vorhin erwähnten Tendenz der Zunahme des Konsums legaler Drogen gehört auch die Beobachtung, daß die Konsumenten von legalen Drogen immer jünger werden. An die Phase des exzessiven Konsums legaler Drogen schließt sich in der Regel eine Phase des exzessiven Gebrauchs von illegalen Drogen an bzw. gibt es eine starke Durchmischung von legalen und illegalen Drogen. In diesem Zusammenhang ist auch die rasante Entwicklung des Amphetaminkonums zu sehen. Zwar sind die Amphetamine auf dem Drogenmarkt noch keine Hauptdroge, sie sind aber eindeutig auf dem Vormarsch. Zu Billigpreisen in chemischen Schwarzlabors hergestellt, könnten sie ggf. klassische Drogen verdrängen. Hinzu kommt noch der Vorteil der leichten Verfügbarkeit. Denn zum ersten Mal in der Drogengeschichte ist die Bundesrepublik ein Produktionsland von Drogen mit einem unkomplizierten Vertriebssystem und der Konsequenz, daß die Drogen billig sind. Amphetaminküchen sind inzwischen schon auf dem Lande und den kleineren Städten etabliert.

Eng verzahnt mit der sich anbahnenden Amphetamindrogenwelle sind die sogenannten Designerdrogen. Auch wenn diese Drogen aktuell bei den von uns betreuten Klienten noch keine Rolle spielen, so möchte ich dennoch kurz darauf eingehen. Auch deswegen, weil allzu oft in der vergangenen Drogendiskussion nur der jeweilige Iststand in den Blick gerückt ist und dann bei neuen Entwicklungen und Veränderungen die Drogenhilfe nur noch reagiert hat.

Grundstoff für die Herstellung von Designerdrogen sind oft Amphetamine. Käferstein geht in seinem Beitrag näher auf diese neuen Drogen ein. Durch die Veränderung von Molekülen kommen immer neue Drogen auf den Schwarzmarkt und können – wie der Name Designerdrogen sagt – in immer neuen Stoffzusammensetzungen entworfen werden. Bevor diese Drogen in die Anlagen zum BTM-Gesetz aufgenommen werden können, verschwinden sie bereits wieder vom Markt.

Die potentielle Brisanz ist nicht zu unterschätzen. Einmal weil sie sich in der Grauzone zwischen Medikamentenmißbrauch und Drogenszene bewegen, dann weil sie chemisch relativ leicht herzustellen sind und daher auch wesentlich billiger sind und für den Konsumenten leicht erhältlich.

Wichtiger aber für den künftigen Stellenwert der Designerdrogen innerhalb der etablierten Drogenszene ist die Tatsache, daß Designerdrogen durch ihre Möglichkeit der Kombination der Wirkung von Heroin oder Kokain gleichkommen können – wenn nicht sogar durch die hochkonzentrierte Form übertreffen. Dadurch könnten sich Designerdrogen u. U. gleichberechtigt neben Heroin durchsetzen bzw. die klassischen Drogen an Attraktivität übertreffen. Es muß damit gerechnet werden, daß Drogenkarrieren rasanter verlaufen. In viel kürzerer Zeit werden mehr Drogenabhängige entstehen als in den Jahren zuvor. Dies ist umso realistischer, als daß Fixer, um der Aids-Gefahr zu entgehen, nach äquivalenten Ersatzdrogen suchen, die sie nicht unbedingt spritzen müssen.

Insgesamt ist bei der Betrachtung des Drogenmißbrauchs der zunehmende Trend zu Polytoxikomanie besorgniserregend, der auch den extensiven Mißbrauch von entgegengesetzt wirkenden Drogen beinhaltet. Geballte Ladungen von Aufputschmitteln und von Beruhigungsmitteln wechseln sich ab, wenn sie nicht sogar gleichzeitig genommen werden. In den Landeskrankenhäusern wächst die Zahl der Entgiftungspatienten, die Entzüge von gleich mehreren Drogen durchleben: Heroin-, Alkohol, Medikamentenentzug. Das heißt, daß die Abhängigkeit im physisch-psychischen Bereich härter und schwerer ist.

In der Drogenhilfe liegt der Akzent weniger auf der Fragestellung, welche Droge konsumiert wird, als auf der dahinterliegenden Suchthaltung und Suchtstruktur. Weniger relevant als die Frage, welche Droge genommen wird, ist die Frage nach der Bedeutung, die der Drogenkonsum für den Betroffenen hat. Wie zerstörerisch eine Droge ist, entscheidet sich auch danach, in welchem individuellen und sozialen Zusammenhang einer Biographie sie genommen wird, wie stabil oder unstabil die Lebensverhältnisse sind. Eine einseitige Frage nach dem Drogenmißbrauch beinhaltet außerdem die Gefahr, daß zwischen direkten und indirekten Folgen des Drogenkonsums nicht mehr unterschieden wird. Im Bereich der illegalen Drogen gibt es in der öffentlichen Diskussion zumeist eine Fehleinschätzung oder Verwechslung der indirekten und direkten Folgen des Konsums.

Durch die Tatsache, daß Heroin illegal ist, gibt es neben den direkten Folgen der körperlichen und psychischen Abhängigkeit folgende indirekte Folgen:

Eine große Kriminalitätsbelastung, eine enorme Verschuldung durch hohe, nicht kontrollierbare Preise des illegalen Marktes und damit zusammenhängend Beschaffungskriminalität, eine starke Krankheitsbelastung durch verunreinigtes und gepantschtes Heroin sowie unsaubere Nadeln. Die sekundären Folgen der Heroinabhängigkeit sind nach unseren Beobachtungen drastisch gestiegen. Es steigt die Quote der Kriminalitätsbelastung. Die Hälfte der von uns betreuten Klienten in den Drogenberatungsstellen haben oder hatten justitielle Erfahrungen durch Haftstrafen, offene Gerichtsverfahren, polizeiliche Auffälligkeiten. Die Anzahl der Haftstrafen also auch die Dauer der Inhaftierung steigt insgesamt. Die Krankheitsbelastung ist enorm. Um nur eine Zahl von vielen zu nennen: von den von uns betreuten Klienten des Vorjahres war uns von 112 Fällen bekannt, daß sie auf Hepatitis untersucht worden waren. Von diesen hatten allein 48, also 43%, eine Hepatitiserkrankung durchgemacht. Im Blick auf Aids-Kranke kann gesagt werden, daß in den von uns betreuten Klienten in den Beratungsstellen, die einen HIV-Test gemacht hatten, im Jahr 1986 25% positiv waren.

Die Verschuldung der Klienten steigt in der Regel drastisch mit der Dauer der Drogenkarriere. Die Lebenssituation der Drogenabhängigen ist verzweifelter, resignierter, zerstörerischer. Davon betroffen sind in besonderem Maße Fixer mit langen Drogenkarrieren.

Diese kurzen Hinweise am Schluß meines Referates machen deutlich, daß sich Ausführungen zum Drogenmißbrauch nicht nur auf den Drogenkonsum beschränken dürfen. In der Praxis der Drogenhilfe sind die körperlichen, sozialen, psychischen und existentiellen Belastungen auch der Grund dafür, daß sich dieses Klientel als schwerst rehabilitierbar darstellt.

Die Persönlichkeit des Drogenabhängigen und die Hilfen eines Therapieverbundes

W. Scheiblich

Drogenabhängigkeit ist eine seelische Erkrankung. Zwar spiegelt sich die Seele immer auch in der „Leibhaftigkeit", doch sind die seelischen Veränderungen des Drogenkonums weitreichender als die körperlichen.

Drogenkonsum ist immer verbunden mit einer Wesensveränderung, die mehr oder weniger schnell und stark erfolgt. Die (für die Angehörigen zunächst unerklärliche oder nicht wahrgenommene) Wesensveränderung ist aber oft das einzige Indiz für Drogenkonsum. Sie äußert sich im Leistungsabfall, im Vermeiden von Kontakt und Auseinandersetzung, in Aggressivität, immer aber mit einem Beigeschmack von Unehrlichkeit und Unoffenheit, der spürbar ist.

Das heißt: Drogenkonsum kann man nicht sehen, man kann ihn nur spüren. Aber: Der erste Drogenkonsum erfolgt bei den meisten Jugendlichen im Alter zwischen 12 und 20 Jahren, fast nie früher und selten später, in einer Zeit also, in der sich der/die Jugendliche ohnehin stark verändert. Es ist die Zeit der Reifung. Hier gibt es oft Mißverständnisse: Wesensveränderungen werden oft als pubertäre Erscheinungen gedeutet und normale Reifungskrisen bringen Jugendliche in den Verdacht des Drogenmißbrauchs.

Bevor Angehörige und Eltern also den Verdacht des Drogenkonsums äußern, sollten sie zunächst überlegen, ob das Verhalten des Jugendlichen auch „normal" erklärbar ist, z.B. aufgrund seiner derzeitigen Lebenssituation.

Niedergeschlagenheit und Trauer nach einer gescheiterten Beziehung sind dabei ebenso normal wie Aggressivität z.B. bei ungerechter Beurteilung und Behandlung in der Schule. Immer gilt es, Gefühlsäußerungen einzuordnen in den gesamten Lebenszusammenhang. Was der Jugendliche hier braucht ist Zuspruch und Unterstützung.

Eltern drogenabhängiger Kinder berichten immer wieder, das Kind sei ihnen fremdgeworden. Mit dem Drogenkonsum verbunden ist die allmähliche Entfremdung zwischen Eltern und Kind, die nicht allein mit Reifungskrisen erklärbar ist. Drogenkonsum ist nur mit Gespür und Einfühlungsvermögen zu erkennen. Das aber setzt Kontakt und Beziehung zwischen dem Jugendlichen und seinen Eltern/ Angehörigen voraus. Wo bereits der Kontakt gestört und Entfremdung vorhanden ist, wird Drogenkonsum nicht bemerkt.

Fast jeder Drogenkonsum beginnt mit Haschisch. Haschisch ist nicht ungefährlich oder gar harmlos. Aber: Haschischkonsum bleibt bei den meisten Jugendlichen eine Episode, die eine Zeitlang andauert, dann aber beendet wird, entweder durch Aussteigen, was dem Normalfall entspricht, oder durch Umsteigen auf harte Drogen. Aber nur etwa 5% der Haschischraucher steigen auf harte Drogen um.

Wenn es nicht dem Normalfall entspricht, daß Jugendliche automatisch von Haschisch auf Heroin umsteigen, dann wird einerseits klar, daß nicht die Droge Haschisch an sich zum Umsteigen auf harte Drogen verleiten kann. Andererseits drängt sich die Frage auf, warum der eine Jugendliche umsteigt, der andere nicht, ein dritter überhaupt keinen Drogenkontakt hat. Die Erfahrung der Drogenberater und Drogentherapeuten zeigt, daß drogenabhängige Jugendliche in ihrer Persönlichkeit zum Teil erheblich gestört sind. Neugier ist selten der Grund, allenfalls eine erste Gelegenheit zum Drogenkonsum.

Besonders auffällig am jugendlichen Drogenabhängigen ist seine Ichschwäche und seine Unfähigkeit, sich nach außen und innen angemessen abgrenzen zu können: Nach außen gegenüber Einflüssen, Meinungen, Anforderungen und Erwartungen und nach innen gegenüber Ängsten, Träumen, Zweifeln. Der Drogenabhängige wird gleichsam von seiner Innenwelt wie von seiner Außenwelt „überflutet" und droht zu versinken. Die Droge, vor allem Heroin, ist für den Drogenabhängigen eine ideale Möglichkeit, den äußeren Anforderungen zu entfliehen, Ängste und Zweifel nicht mehr wahrnehmen zu müssen und sich in einen Zustand ohne Angst und Schmerzen zu versetzen. Die Abgrenzung nach außen und nach innen gelingt immer weniger; der Drogenabhängige sehnt sich – wie ein Kind – nach der großen Geborgenheit und dem Versorgtwerden. Er ist nicht mehr fähig, sich seinem Alter entsprechend zu verhalten. Dem Drogenabhängigen fehlen die Ichgrenzen; er wird in seiner Persönlichkeitsstruktur immer weniger erkennbar. Ichgrenzen bilden sich, im Kindesalter beginnend, zunehmend bis ins Jugendalter.

Wo sie nicht vorhanden sind, haben sie sich nicht entwickeln können oder sind eingerissen worden.

So haben die Störungen und Defizite des Drogenabhängigen ihren Ursprung oft bereits in frühkindlichen Erfahrungen oder in nicht verkrafteten kindlichen Erlebnissen. Übermäßig häufig entstammen Drogenabhängige schwierigen sozialen Verhältnissen, erschreckend oft sind sie als Kinder mißhandelt oder sexuell mißbraucht worden, in der Regel von sehr nahen Verwandten oder sogar den eigenen Eltern. Dabei sind die bereits vorhandenen Ichgrenzen des Kindes total niedergerissen worden und wurden nicht mehr aufgebaut. Andere Drogenabhängige konnten bereits als Kind keine Ichgrenzen aufbauen, weil sie sich nicht abgrenzen durften, weil jeder Trotzanfall gewaltsam beendet wurde, weil Eltern dem Kind keine altersgemäßen Entscheidungen überließen, das Kind an sich binden wollten, keine Vorbilder waren und keine Orientierung geben konnten.

Selbst wenn diese Faktoren im Einzelfall nicht zutreffen mögen: auch „versorgte" Kinder können in emotionaler Armut aufwachsen und seelisch verwahrlosen. Auch Jugendliche, die die Kindheit bereits abgeschlossen haben, können noch aus der Bahn geworfen werden, z.B. durch nicht verkraftete Erlebnisse wie Tod, Trennung, Abtreibung, Gewalt usw. Die Droge tut ein übriges. Sie schädigt den schon geschädigten Jugendlichen zusätzlich und total.

Die fehlenden oder mangelhaft ausgebildeten Ich-Grenzen lassen den Drogenabhängigen die Grenzen anderer überschreiten; sie stehlen zuhause Geld, sie halten keine Vereinbarungen ein und sind unzuverlässig, sie übertreten Gesetze und werden verhaftet. Der Staat hat es da einfacher als die Familie: Er setzt seine Grenze durch Gesetze und läßt die Überschreitung der Grenze spüren durch die

Inhaftierung. Eltern und Angehörige können sich so nicht verhalten, denn ihre Beziehung ist nicht die des Staates zu seinen Bürgern, sondern geprägt von einer jahrelangen gemeinsamen Lebensgeschichte. Aufgrund ihrer Verbindung mit dem Schicksal des drogenabhängigen Kindes sind Eltern auch auf Rat von außen angewiesen, weil sie oft aus eigener Kraft keine hilfreiche Veränderung herbeiführen können. Von ihren Schuldgefühlen in Schach gehalten, von Fachleuten zusätzlich verunsichert und oftmals voller Wut und Verzweiflung über das Verhalten des Kindes werden dem Kind „Hilfen" angeboten, die nicht weiterhelfen: Geld aus Schuldgefühlen, kein Geld aufgrund des Rates der Fachleute, Rausschmiß aus Wut und Nachlaufen aus Verzweiflung. Die Tortur erstreckt sich über Jahre und findet oft erst ein Ende, wenn auch die Eltern am Ende sind. Schmerzlich stellen sie fest, daß sie selbst nicht mehr in der Lage sind, dem Kind zu helfen, es zu erreichen und zu beeinflussen.

Elternkreise und Beratungsstellen bieten hier eine wesentliche Entlastung durch gezielte Beratung und Begleitung. Dem Drogenabhängigen ist nur zu helfen, wenn er selbst lernt und lernen will, erwachsen zu werden, Verantwortung zu übernehmen, sich abzugrenzen, zu wachsen und sich zu entfalten.

Gefängnis, die Brutalität der Drogenszene, die Abkehr von den Eltern, der Tod von Freunden und die ständige Lebensgefahr durch den Drogenmißbrauch haben den Drogenabhängigen nicht dazu gebracht, den Drogenkonsum aufzugeben. Die These, der Drogenabhängige müsse erst im Dreck liegen, bevor er sich besinne, stimmt nicht. Wer im Dreck liegt, muß herausgezogen werden, und wer nicht drin liegt, braucht auch nicht reinzufallen. Eines aber stimmt: Der Drogenabhängige muß sein Leid empfinden können, bevor er aktiv wird. Die Droge drängt das Leid zurück und dämpft es. Läßt die Drogenwirkung nach, muß erneut zur Droge gegriffen werden, um sich und seine Befindlichkeit nicht zu spüren. Drogenabhängige sind ängstliche und verunsicherte Menschen, auch wenn sie es sich nicht anmerken lassen. Leid wird nur eingestanden, wenn die Angst schwindet und Sicherheit vorhanden ist.

Der geeignetste Platz für Angstfreiheit und Sicherheit ist die Familie oder ein guter Freundeskreis oder – ersatzweise – ein Therapieverbund, eine therapeutische Gemeinschaft, die Familie ersetzt und nachempfindet. In der Regel ist nämlich die Familie des Drogenabhängigen leider nicht in der Lage, fachkundige Hilfe und stationäre Therapie entbehrlich zu machen. Viel Entlastung und Zuspruch finden Eltern und Angehörige in den Elternkreisen, die mittlerweile bundesweit organisiert sind. Die Entlastung, die Elternkreise bieten können, wird deutlich, wenn man bedenkt, wieviele Eltern oft jahrelang die Tatsache der Drogenabhängigkeit des Kindes gegenüber den Nachbarn, ja sogar im engsten Verwandtenkreis verschwiegen haben aus Angst vor Schande, vor Schuldzuweisungen, vor Gerede. Lieber wenden sie sich in ihrer Not an anonyme Personen und Institutionen – und sei es auch die Polizei – und vertrauen sich diesen an. Eine Gruppe anderer Eltern zu finden in der gleichen Situation wirkt befreiend und läßt erfahren, nicht alleinzustehen. Zumeist formieren sich Elternkreise als reine Selbsthilfe Betroffener mit dem Empfinden einer „Schicksalsgemeinschaft". Bisweilen haben aber auch Beratungsstellen Elternkreise aufgebaut und sichern ihnen fachliche Begleitung zu. Unseres Erachtens kann so dem gemeinsamen Anliegen von Eltern und Drogenberatern besser entsprochen werden.

Bundesweit finden sich Drogenberatungsstellen in fast allen größeren und mittelgroßen Städten, so auch in Köln. Die Städte hatten zunächst überwiegend mit dem Drogenproblem zu tun. Der Verlagerung vieler Drogenszenen in ländliche Gebiete sind aber häufig die Beratungsstellen noch nicht gefolgt. Alle Beratungsstellen haben gemeinsame Merkmale, sie sichern Anonymität, Verschwiegenheit und Vertraulichkeit, Fachlichkeit und kostenlose Hilfe zu. Von den Anfängen der Drogenarbeit, der aufsuchenden Arbeit, ist oft nicht viel geblieben, wenn die Drogenszene einer Stadt untergetaucht ist und anonym bleibt, z. B. aufgrund polizeilicher Aktivitäten. Aufsuchende Arbeit verlagert sich daher oft in die Haftanstalten, wo Drogenabhängige immer anzutreffen sind. Fast jeder 5. Inhaftierte in bundesdeutschen Gefängnissen ist drogenabhängig.

Die aufsuchende Arbeit in den Gefängnissen gehört mit Sicherheit zu den vornehmsten Aufgaben der Drogenhilfe, setzt sie doch die Tradition der meisten freien gemeinnützigen Vereine fort, Menschen dort aufzusuchen, wo sie gegen ihren Willen, ihrer Freiheit beraubt, existieren müssen. Die Illegalität der Drogen und die Folgekriminalität bewirken die meist frühzeitige, aber leider oft langfristige Inhaftierung Drogenabhängiger. Etwa ¾ der Drogenabhängigen in therapeutischen Einrichtungen kommt unmittelbar aus der Haftanstalt, oft zu Freiheitsstrafen von 2 Jahren verurteilt.

In die Haftanstalt werden Drogenabhängige von der Straße weg verhaftet – der Drogenentzug erfolgt unter Haftbedingungen: Alleine, isoliert, oft nur notdürftig ärztlich versorgt. Drogenentzug bedeutet für den Abhängigen, erneut von seinen Erinnerungen, Ängsten, Träumen und Nöten überwältigt zu werden. Das Mittel der Droge fehlt – es fehlt aber auch der menschliche und fachliche Zuspruch, die Nähe und das Verständnis eines Gesprächspartners, der die Droge ersetzen könnte. Es bleibt eine innere Leere, die nicht gefüllt wird. Angesichts dieser Entzugssituation unter Haftbedingungen ist es erstaunlich, wieviele Drogenabhängige den Entzug überleben und ihrem Leben kein Ende setzen. Der Tatsache, daß Drogenabhängige in der Zeit des Drogenentzugs gerade in der Haftanstalt erhöht selbstmordgefährdet sind, tragen die Haftanstalten nur durch verstärkte Beobachtung und Kontrolle Rechnung.

Wenn auch der Entzug meist ohne körperliche Folgen überstanden wird, so sind die seelischen Folgen doch schwerwiegender: Der Drogenabhängige in der Haftanstalt wird kalt, um sich nicht spüren zu müssen, nicht mit sich selbst konfrontiert zu sein, zum Teil auch aggressiv aus Wut und Verzweiflung, von Gott und der Welt verlassen. In diese Situation hinein bietet sich der Drogenberater an: Er findet einen verstörten, verschlossenen, verängstigten jungen Menschen vor, dem alles recht ist, umso schnell wie möglich aus der Haft entlassen zu werden. Aber der Drogenberater ist kein Rechtsanwalt. Sein Ziel ist vielmehr, den Drogenabhängigen beim Ausstieg aus der Sucht zu unterstützen. Dazu aber muß er ihn kennenlernen, dazu braucht er Zeit: Zeit, um Vertrauen aufzubauen; Zeit, um die Hintergründe der Entwicklung zur Sucht zu erfahren. Der Drogenabhängige aber hat keine Zeit; er verspricht sich vom Drogenberater schnelle Hilfe und ist enttäuscht, wenn sie ausbleibt. Hilfe ist nur möglich, wenn es dem Drogenberater gelingt, den Klienten innerlich zu berühren trotz des Panzers, den der Drogenabhängige gerade in der Haft um sich legt. Den Panzer abzubauen, zu lockern, erfordert Einfühlung und Zuverlässigkeit.

Dauerhafte Hilfe für Fixer bieten fast nur die stationären Therapien, über die mein Kollege Kurt Funk berichtet.

Der Drogenberater will dem Drogenabhängigen diese Therapie nahebringen. Erneut treten Ängste auf: Vor der langen Zeit der Therapie, vor Veränderung, vor der Unausweichlichkeit. Aus dieser Angst heraus bewerben sich längst nicht alle Drogenabhängigen um einen Therapieplatz – im Gegenteil. Aus eigener Einsicht, eigenem Antrieb allein kommen die wenigsten in die therapeutische Gemeinschaft. Immer ist eine mittelfristige Motivationsarbeit zu leisten. Der Drogenabhängige muß den bevorstehenden Veränderungen Sinn abgewinnen können, es muß sich lohnen, in Therapie zu gehen.

Die zunächst vordergründig vorhandene Motivation, zugunsten einer Therapie aus der Haft entlassen zu werden, ist verständlich, nachvollziehbar, reicht aber längerfristig nicht aus, auch in der Therapie bleiben zu wollen. In der Motivationsarbeit begegnet der Drogenberater nicht nur den Ängsten der Drogenabhängigen vor Veränderung, sondern auch den Vorbehalten, die sich aus den Schilderungen anderer Drogenabhängiger über bestimmte Therapieformen und Therapieeinrichtungen herleiten. Vor allem die therapeutisch begründeten und notwendigen Einschränkungen in der Therapie werden zunächst als Hinderungsgrund genannt, sich zu bewerben. Dieser Widerstand bedarf der Bearbeitung: Behutsam, konfrontativ, einfühlsam und konsequent.

Ohne Vorbereitungsarbeit, Motivationsarbeit sind die Ergebnisse schlecht: Vorzeitiger Therapieabbruch, weil unvorbereiteter Therapieantritt, Enttäuschung aufgrund falscher Erwartungen und Vorstellungen an bzw. von Therapie. Je mehr der Drogenberater sich mit dem Drogenabhängigen auseinandersetzt, je weniger er nach vorschnellen und halbherzigen Lösungen sucht, desto besser und erfolgreicher.

Neben der Vorbereitung auf stationäre Therapie leisten die Beratungsstellen ambulante Hilfe und Therapie für Drogenabhängige. Bei Fixern ist der Erfolg aber längst nicht der stationärer Behandlung. Dennoch ist sie sinnvoll, vor allem für die Drogenkonsumenten, die der stationären Therapie nicht bedürfen, sei es, daß sie sich erst im Gefährdungsstadium befinden, sei es als Betreuung nach stationärer Behandlung.

Ambulante und stationäre Einrichtungen für Drogenabhängige im Sinne eines Therapieverbundes wollen wichtige Sozialisationsschritte nachholen. Sie haben insgesamt eine gute Idee, wie der Drogenabhängigkeit am besten zu begegnen ist.

Ein erwachsenes Leben in Verantwortung, mit Lebensfreude und mit klarem Kopf führen zu können, ist unser Ziel. So sehr auch Konsum von Drogen jeder Art vielleicht ein Zeichen ist für Träume, Sehnsucht nach Zufriedenheit und Geborgenheit – mit Drogen sind und bleiben sie unerfüllbar.

Drogentherapie – „Die Drogenzeit ist Lebenszeit"

K. Funk

„Mein Leben war Droge und Drogen waren mein Leben", dieses Resümee zieht ein Gruppenmitglied am Schluß eines 3tägigen Seminars zum Thema „Drogenzeit ist Lebenszeit", das mit Patienten am Ende ihrer Langzeittherapie in der Rehabilitationsgemeinschaft „Tauwetter" von mir durchgeführt wurde. Ziel der Gruppe war die Integration der Drogenzeit in die Lebenszeit. Die Arbeitshypothese lautete, daß die z.T. schrecklichen Erfahrungen der Drogenzeit verdrängt werden und deshalb zu erheblichen Behinderungen im Leben führen.

Die Erfahrung, das Erleben und Erkennen, daß die Drogenzeit nun einige Zeit zurückliegt, sie körperlich, geistig und seelisch überwunden ist, sollte bewirken, daß die Patienten mit neuer Zuversicht die Therapie und anschließend die Rehabilitationsphase weiterführen. Dieses Seminar sollte zum Plateau für den Schritt in die Nachsorge werden. Ziel war darüber hinaus die stärkere Vernetzung der älteren Gruppenmitglieder untereinander und die Bewußtheit einer gemeinsamen Perspektive. Das gemeinsame Leid sollte die Solidarität stärken, um die bevorstehenden Schwierigkeiten gemeinschaftlich zu bewältigen. Grundlage des Seminars war die Darstellung der Drogenzeit anhand kreativer Medien. Die Gruppenmitglieder malten ihre Drogenzeit; sie stellten sie in Symbolen und Farben dar, so daß der Gesamtverlauf der Drogenzeit, einzelne Szenen und Stationen und nicht zuletzt Stimmungen und Atmosphären bewußt wurden.

In diesem Beitrag möchte ich die Drogenabhängigen selbst zu Wort kommen lassen, in dem ich aus schriftlichen Resümees der Patienten zu diesem Seminar, Umstufungsanträgen, Protokollen zur Einzeltherapie und Briefen Ehemaliger wörtlich zitiere. Ich bin der Überzeugung, daß die wörtliche Rede viel prägnanter wiedergibt, was Drogenabhängige in der Therapie erleben und was sie bewirkt.

Angeregt zu diesem Thema wurde ich durch Äußerungen, die mir zunächst nicht schmeckten: „Durch seine Kontakte in die Unterwelt kamen wir an Adressen, die es uns ermöglichten, Heroin kiloweise aus Pakistan, Indien, Malaysia und der Türkei einzuführen. Fast vier Jahre flippten wir nur in der Weltgeschichte herum, es war unsere *schönste Zeit,* fast wie 1001 Nacht ..."

oder

„Meine verschobenen Dimensionen werden auch im Umgang mit Geld sichtbar. Ich habe lange Zeit mit Drogen gehandelt und daraus einen Teil meiner Identität gezogen. Heute ist es mir schwer vorstellbar, später einmal normal zu arbeiten, nachdem ich über Jahre hin Geld, Autos und ein kleines Stück Macht ohne Anstrengung bekommen konnte. Wenn es um Identität geht, spielen aber nicht nur materielle Dinge eine Rolle. Ich war auch jemand, zu dem man immer kommen konnte, der kein gestrecktes Heroin verkaufte, keinen betrogen hat und zu dem Leute aus 100 km Entfernung zum Kaufen kamen; Dinge, auf die ich heute stolz bin. Das abzulegen, nicht mehr der coole Dealer sein und noch mal ganz neu mit nichts anzufangen, wird für mich wohl noch mal so schwer, wie das bloße Aufhören mit Spritzen."

Ein anderer äußert: „Ich gab mich mit nichts zufrieden. Geld war für mich das Wichtigste. Es zählten nicht 10,- DM, sondern 100,- DM oder 1000,- DM. Ich wollte mich mit nichts Kleinem zufrieden geben. Ich wollte direkt alles haben."

Diese Äußerungen zu reflektieren, scheint mir im Rahmen von Drogentherapie ungeheuer wichtig, weil sonst die Dynamik, z.B. Gewinnsucht, Abenteuer, Macht unbewußt agiert.

Betroffen macht auch das Ausmaß an Folgekriminalität, die kriminelle Neigung und Energie, die viele Abhängige im Verlauf ihrer Drogenkarriere entwickeln. Straftaten, wie Waffenschmuggel, Raubüberfälle, Körperverletzung, Zuhälterei, Scheckbetrügereien, u.v.m. sind an der Tagesordnung. Sie prägen den Charakter, nicht zuletzt deswegen, weil mit jeder Straftat ein tieferes Absinken in die Unterwelt verbunden ist. In der Unterwelt ist sich jeder selbst der Nächste, es regiert die nackte Gewalt; wer in der Hierarchie oben sein will, muß brutal, zur Not auch mit Waffengewalt, abgebrüht und ohne jegliches Gefühl seine Interessen durchsetzen.

„Tauwetter" hat, wie jede andere therapeutische Gemeinschaft, mit diesen massiven, antisozialen Verhaltensweisen ebenso umzugehen, wie mit den Schädigungen, Defiziten und Traumen der frühkindlichen und späteren Entwicklung der Drogenabhängigen. Besondere Beachtung verdient die körperliche Schädigung, die Auszehrung und Verwahrlosung, die weitgehend übersehen und bagatellisiert wird. Funktionell betrachtet scheinen die physischen Folgen schnell behoben, wenn der Abhängige in geordneter rhythmischer Umgebung lebt.

Die Gestalttherapie und die integrative Therapie sehen *den Leib* jedoch als Ort aller gespeicherten Szenen, als *wahrnehmendes* Sinnesorgan, als Voraussetzung und Sitz allen Handelns, Zeiterlebens und In-Kontakt-Tretens als fleischgewordene, persönliche Geschichte" (Petzold 1986).

Vor diesem Hintergrund bekommen Aussagen wie:„Die Kreuze stehen für Selbstmord. Mir ist nochmal deutlich geworden, wie ich früher über Selbstmord gedacht habe und wie fertig ich später war. Wer sich selbst tötet, war früher für mich ein Feigling. Irgendwann später blieb mir dann selbst keine Wahl mehr. Die Kreuze sind auch heute noch wichtig, denn wenn ich es heute nicht schaffe, dann hänge ich mich am besten weg. Eine andere Möglichkeit bleibt dann nicht mehr und nochmal halte ich das auch nicht mehr durch."

Ähnlich äußert sich ein Patient, der bei uns seine 3. Therapie macht. „Was mich am meisten berührte, war, wie oft ich nahe dem Tod war. Bisher habe ich nie darüber geredet bzw. mir auch keine Gedanken gemacht, während ich drauf war. „Die Unfälle" gehörten einfach dazu, wenn so etwas passiert ist, habe ich einfach weitergemacht, ohne daß mir bewußt wurde, was überhaupt los ist. Ich habe mich nie davon richtig erholt. Als ich kurz darüber redete, wurde mir nochmal klar, wie wichtig für mich die Therapie ist. Ich muß hier das Beste draus machen, denn wenn ich es nicht schaffe, heißt es für mich Amsterdam und das bedeutet auf kurz oder lang Tod."

Die Erlebnisse der letzten beiden Patienten gelten für die meisten Drogenabhängigen. Viele sind dem Tod erheblich näher als dem Leben. Die körperliche, funktionale Gesundung im Gefängnis bewirkt nicht, daß der Mensch, der Leib als Träger des Selbst sich erholt und neue Ichstärke, stabiles und flexibles Verhalten sich entwickeln kann (Petzold S. 140).

Die Wirkung von JVA-Aufenthalten beschreibt ein heute 30jähriger Patient; seine Aussagen sind übertragbar. „Mir ist bewußt geworden, daß ich dazu neige, Dinge zu verharmlosen und zu verniedlichen. Kraß fiel mir das bei der Kamera auf, die ich gemalt habe. Sie steht symbolisch für meine Inhaftierungen, danach hatte ich so ein Gefühl, als wäre das alles nur ein schlechter Film oder Traum, aus dem ich bald wach werde. Nicht wahrgenommen habe ich, mit wieviel Schrecken diese Tage damals wirklich verbunden waren. Ich war stark auf Entzug, auf einer Krankenstation der JVA völlig isoliert, ohne Hofgang und wegen Suizidgefahr brannte in meiner Zelle 24 Stunden am Tag die Beleuchtung, damit ich beobachtet werden konnte. Daß ich unter solchen Bedingungen bald wirklich an Selbstmord dachte, ist klar. Es schien mir auch nichts Besonderes zu sein, als ich erwähnte, vier Wochen nicht geschlafen zu haben. Es war für mich deshalb normal, weil ich bei vorhergehenden Entzügen auch schon mal 6–7 Wochen nicht geschlafen habe. Hätte man mir vor meiner Sucht erzählt, daß ich mal 6 Wochen am Stück nicht schlafe, so hätte ich das für physisch unmöglich gehalten. Unter den Umständen erschien es mir aber normal."

Der Schlafentzug und die damit verbundenen Depressionen, die nach jedem Drogenentzug gegeben sind, treiben Drogenabhängige in den erneuten Drogengebrauch und nicht selten in den Suizid. Die Depression findet in folgenden Bildern Ausdruck.

„Die schwarze Figur ohne Gesicht habe ich durchgestrichen, denn so möchte ich nie mehr werden. Fertig, ohne Lebensmut, ohne Gefühle, skrupellos, alles egal – nur noch Geld und „shore" zählen, Spaß an nichts mehr."

oder

„Den Weg habe ich schwarz gemalt, weil dort der soziale und körperliche Verfall in seinem Endstadium ausbrach. Nach dieser Zeit versuchte ich aufzuhören, deswegen das schwarze Zimmer. Dort nahm ich 3 Monate keine Drogen und litt unter starken Depressionen. Ich isolierte mich von allem Weltlichen."

Der körperliche Verfall, die schweren Depressionen und die Isolierung sind heute für viele Drogenabhängige Hintergrund vor dem Aids-Tests durchgeführt werden. Am Boden zerstört erfahren sie, daß sie HIV positiv sind. Ich denke, daß diese Nachricht, die sterben bedeutet, den Drogenabhängigen den Rest gibt. Ich befürchte, daß es für die meisten nicht möglich sein wird, die Drogenzeit und die todbringende Erkrankung ins noch verbleibende Leben zu integrieren. Angst, Furcht, Ohnmacht und Einsamkeit werden sich dann härter als je zuvor in fatalistischem Verhalten äußern. Drogenabhängige fühlen sich ohnehin nicht mehr zur Gesellschaft zugehörig. Der HIV-infizierte Drogenabhängige wird sich noch weniger auf die Gesellschaft beziehen, nicht zuletzt, weil er auch von der Gesellschaft objektiviert als Rand- bzw. Risikogruppe abgespalten wird.

Die Therapie in der therapeutischen Gemeinschaft

Therapeutische Gemeinschaften sind nach Slater ein sozialer Mikrokosmos, der Verwandtschaft zur konkreten sozialen Umwelt besitzt, aus der der Einzelne stammt. Jedes Gemeinschaftsmitglied offenbart in ihr seinen spezifischen interpersonalen Stil und mit ihm seine Störungen und Defizite, es wiederholt also seine gesamte Entwicklung (Vormann 1985). Petzold sieht die therapeutische Gemeinschaft als Ort, wo Szenen der Primärgruppe, der Familie, ihrer Subsysteme und ihres Umfeldes in der Übertragung auf Mitglieder, Therapeuten und die Gruppe aus den Archiven des Leibes bzw. des Unbewußten reproduziert werden. Übertragung wird als Reproduktion alter Szenen verstanden (Petzold 1986).

Drogenabhängige übertragen auf die therapeutische Gemeinschaft ihre Weltsicht und ihr Welterleben; „Tauwetter" sehen sie zunächst als Knast und Drogenscene, die anderen Gruppenmitglieder also als Mitgefangene und Fixer, die Mitarbeiter stellen die verhaßten Autoritäten Eltern, Richter, Lehrherren, Lehrer; für viele Frauen werden die Männer zu Zuhältern, Freiern und Dealern, für die Männer werden die Frauen zu Prostituierten. Diese verheerenden Verobjektivierungen führen zu verletzenden, destruktiven und triebhaften Verhaltens- und Kommunikationsstrukturen. Die Dynamik geht besonders von den Patienten aus, die aus der JVA kommen, die körperlich einigermaßen gut beieinander sind und deren Fixer- und Knastidentität relativ stabil ist. Diese Gruppe stellt heute 70–75% der Patienten in therapeutischen Gemeinschaften dar. Die anderen Patienten, die frisch von der Scene kommen, noch an ihrem Entzug leiden und auf eine Atmosphäre treffen, die von den übrigen 70% diktiert wird, haben oft keine Chance, aufgrund ihrer körperlichen, seelischen und geistigen Labilität. Ihre alten Rollenmuster und damit ihre Rollensicherheit steht ihnen in dieser Phase nicht zur Verfügung. Ihre Krankheit, Unsicherheit und Labilität sind vielfach Projektionsfläche für Mitpatienten, die Mühe haben, sich Schwäche einzugestehen und zuzulassen. Therapieabbrüche in der Frühphase der Therapie haben oft in der Abspaltung und Ausgrenzung frischer, schwächerer und jüngerer Patienten ihre Ursache.

Das Auftauen, Auflösen und Aufbrechen der Übertragungen setzt eine klare und stabile Organisationsstruktur, gefestigte, reife und kompetente Mitarbeiter, die fähig sind, sich angemessen abzugrenzen und ihre Berufsrolle gut ausfüllen und eine ausreichende Zeitperspektive, die Lernen, Wachsen und Verändern in kleinen Schritten ermöglicht, voraus. Neuer Lebensmut, offenes und herzliches Verhalten, Freude, Ausgelassenheit und Selbstvergessenheit gedeihen nur in einem liebevollen, zärtlichen Klima. Lernen, Verändern, Wachsen und Reifen brauchen aber auch die Möglichkeit zur Auseinandersetzung und Aggression; man muß sich reiben können. Entscheidend ist die *tragende Gewißheit des Miteinanders,* durch die Auseinandersetzungen ausgehalten werden können. Ist eine solche Grundlage gegeben, so müssen keine Phantasien einer totalen Bedrohung oder Vernichtung der Existenz bzw. der Identität aufkommen (Petzold).

Diese grundlegende Gewißheit, die einerseits durch die Grenzziehungen der Mitarbeiter und gut involvierten Patienten und andererseits durch die Regel, durch Sanktionen und den Therapievertrag gesichert wird, ist entscheidend, weil Drogenabhängige selbst unter schweren Integritätsverletzungen zu leiden hatten (Prügel, Vergewaltigung, Vernachlässigung, Liebesentzug), aber in ihrer Triebhaftigkeit und aufgrund ihrer Suchtdynamik auch massiv andere Menschen schwer geschädigt, verletzt, gekränkt und gedemütigt haben. Sie müssen also sowohl gebremst, also vor sich selbst geschützt werden und auch Schutz und Rückhalt erfahren.

Ralf schreibt zum „Auftauen": „Mir fiel auf, daß auch andere eine Art Auftauen erlebt haben, wie es im Konzept steht. Während meiner Drogenzeit hatte ich ständig irgendwelche Dinge im Kopf. Ich mußte mich dauernd selbst kontrollieren, abwägen, inwieweit ich Leuten vertrauen kann und darauf achten, was ich sage und von mir preisgebe. Da dies über Jahre hinweg ging, war das ein Teil von mir geworden, den ich gar nicht mehr wahrgenommen habe. Ich stand immer unter Spannung und es war mir selten möglich, mal herzlich zu lachen oder jemandem, ohne zwar gut verstecktem, aber doch vorhandenem Mißtrauen zu begegnen."

Jutta äußert 4 Wochen vor Ende ihrer Therapie: „Jetzt kann ich mich wieder freuen und Spaß daran haben. Ich bin gerne in die Küche gegangen und habe gerne dort gearbeitet – es hat mir Spaß gemacht. Ich gehe auch gerne in den Garten, höre die Vögel und genieße das schöne Wetter. Ich unterhalte mich gerne mit einigen Leuten und ich mag sie – früher konnte ich das nicht mehr und es war mir schlicht und ergreifend egal. Ich kann lachen und mich freuen ohne dicht zu sein."

Der Prozeß des „Auftauens", der Regression mit dem Ziel, sich ganz auf die therapeutische Gemeinschaft einzulassen, ist wichtig, damit Schädigungen, Konflikte und Defizite durchlebt, verarbeitet und integriert werden können. Die Nachreifung und Nachsozialisation geschieht, indem Qualitäten, Atmosphären, intersubjektive Konstellationen und soziale Szenen, die gefehlt haben, in der Therapie konstelliert werden. Wo sozioemotionale Mikroklimata gestört oder vergiftet waren, sollen sie durch alternative, korrigierende Erfahrungen, die bereitgestellt und verinnerlicht werden, in ihrer Wirksamkeit verändert oder neutralisiert werden (Petzold).

Nach- bzw. Neusozialisation in der therapeutischen Gemeinschaft stellt alternatives Erleben im Hier und Jetzt gegen frühere pathogene Erfahrungen. Zu einer Verwandlung sind Resozialisationen nötig, die der Primärsozialisation ähnlich sind, weil sie radikal neue Wirklichkeitsakzente setzen müssen.

Infolgedessen muß die besonders affektgeladene Identifikation mit dem sozialisierenden Personal, die für die Kindheit charakteristisch ist, noch einmal durchgemacht werden. Die in der therapeutischen Gemeinschaft vermittelten alternativen Szenen führen zu neuen Interpretationen vergangener Szenen, alter Rollen, vergangener signifikanter Personen, und das führt zur Neuinterpretation der Gegenwart, die sich mit Hilfe der Mitglieder der therapeutischen Gemeinschaft vollzieht. Therapeutische Gemeinschaft und der Einzelne sind einander zunächst vor allem Quellen, an denen Bezogenheit und Vertrauen geprüft, gestörte Bezogenheit und Vertrauensdefizite erlebt werden und Nachsozialisationen durch alternative Erlebnisse erfahren wird. Über die reparativen Aspekte der Heilung von Krankheit hinaus verfolgt die therapeutische Gemeinschaft das Ziel, die vorhandenen Potentiale der Patienten zu entwickeln bzw. zu stärken. Das heilende und wachstumsfördernde Element lassen die therapeutische Gemeinschaft Therapie- und Lerngemeinschaft zugleich werden. Wechselseitige Hilfe und wechselseitiges Lernen kennzeichnen dieses Modell (Petzold 1965, 1985). Ausgehend von dem Gedanken, daß zerstörte Zwischenmenschlichkeit, entfremdete Kommunikation, fehlende Intersubjektivität auslösend für seelische Erkrankung sind, soll die therapeutische Gemeinschaft ein nicht entfremdetes zwischenmenschliches Milieu, ein gesundes soziales Netzwerk bereitstellen, in dem sich die sozialen Atome der einzelnen Gruppenmitglieder regenerieren können. Im 4-Steps-Modell Petzolds durchläuft der Patient folgende Phasen:

1) Entscheidung, sich ganz der Gemeinschaft anzuvertrauen, sich auf die Regression einzulassen,
2) Begegnung mit dem Menschen in dieser Gemeinschaft,
3) Wachstum: auf der Grundlage der Begegnung wird ein Nachreifungsprozeß, wird Wachstum auf der kognitiven, emotionalen und sozialen Ebene möglich,
4) Verantwortung für die Gestaltung des eigenen Lebens.

Globalziel der Therapie ist die Wiederherstellung und Entwicklung von Identität. Die Identität vergleicht Petzold mit einem Gebäude, das auf 5 Säulen ruht: Leib, soziales Netz, Arbeit, materielle Sicherheit und Werte. „Tauwetter" versucht gezielt, alle 5 Säulen durch entsprechende therapeutische Angebote, z.B. Leibtherapie, Einzel- und Gruppentherapie, Arbeitstherapie, Milieutherapie anzusprechen, wiederherzustellen und zu stärken (Petzold 1986).

Die Drogenzeit, die oft mehr als die Hälfte der Gesamtlebenszeit ausmacht, hat zur Aushöhlung und oft zum Zusammenbruch der Identität geführt. Vieles läßt sich nicht oder nur sehr begrenzt wiederherstellen. Der Bewußtwerdungsprozeß ist dabei ein Verlust; Trennungs- und Trauerprozeß um die vertane Zeit, die verspielten Möglichkeiten und zerstörten Beziehungen. Die Begrenztheit der möglichen Perspektiven, der lange, frustrierende und belastende Weg, der zu gehen ist, um die Folgen der Drogenzeit zu beheben, sie zu überwinden, ist sehr schwer und nur mit Hilfe, die weit über die Zeit in der therapeutischen Gemeinschaft hinausgehen muß, zu bewältigen.

Therapieverlauf einer Patientin

Mit dem folgenden Beispiel werde ich versuchen, die verschiedenen Ebenen des therapeutischen Prozesses, das Zusammenwirken einzelner Geschehnisse und letztlich die Integration der Drogenzeit in die Lebenszeit – in die eigene Identität – zu verdeutlichen. Dabei handelt es sich um die Reflexion des Therapieverlaufs *einer* Patientin in ihrem Ablöseantrag. Der Ablöseantrag dient dazu, daß die Patienten sich ihren eigenen Therapieprozeß bewußt machen, sich noch einmal vergegenwärtigen, wie sie sich verändert haben und für sich klären, was sie in den verbleibenden 8 Wochen ihrer Therapie noch klarbekommen möchten. Außerdem wird mit dem Ablöseantrag das Plateau entwickelt, von dem aus die Nachsorge angegangen werden kann. Die Trennung und der Abschied von der therapeutischen Gemeinschaft wird vorbereitet und erste Gedanken über die berufliche Zukunft rücken in den Vordergrund.

Widerstände gegen die Therapie

Ich möchte zunächst kurz meine ersten 4 Monate hier auf „Tauwetter" zusammenfassen. Ich war still, zurückhaltend und bemüht, keine Fehler zu machen. In der Gemeinschaft fühlte ich mich völlig unwohl. Ich wollte mit keinem etwas zu tun haben. Meine einzigen Bezugspersonen waren Uschi und Guido. Ich war ruhig und angepaßt, was wirklich mit mir los war und wie es mir ging, bekam keiner mit. Manchmal fühlte ich mich alleine und verlassen, aber ich hatte mir vorgenommen, mich hier durchzuboxen, und zwar alleine. Es gab niemanden für mich, mit dem ich hätte reden können; ich hätte auch nicht gewußt über was. Für mich gab es nur Kleinigkeiten und Problemchen, über die zu reden es sich gar nicht lohnte. Mit Leuten, wie Paolo oder Bertram, die nachher zu meinen wichtigsten Kontakten hier gehören sollten, wollte ich schon gar nichts zu tun haben.

Auseinandersetzung mit der Tradition, der Kultur, mit den Normen und Werten „Tauwetter's"

Sie standen für die Therapie, für „Tauwetter" und damit wollte ich ja am Anfang hier auch nichts zu tun haben. Meine Selbstbeherrschung war groß und ich hatte mich immer gut unter Kontrolle. Einige Dinge sollten niemals Thema meiner Therapie werden, dabei wühlten gerade diese Dinge mich am meisten auf.

Bewußtheit der Widerstände

Einlassen konnte ich mich hier am Anfang auf nichts und niemanden. Die Frage nach dem „Warum" beantwortete ich mir zum einen mit meiner „*Daytop*-Erfahrung", denn ich hatte wirklich Angst vor Erniedrigung, Gemeinheit, Nichtverstehen und Niedermachen; zum anderen damit, daß ich gar nicht fähig war, mir irgendwelche Gefühle zuzugestehen, einzuordnen und wahrzunehmen.

Die Entscheidung für „Tauwetter"

Etwas besser wurde es erst, als ich in Gruppe II zu Friedel kam. Zu ihm hatte ich von Anfang an ein gutes Gefühl und großes Vertrauen. Auf ihn konnte ich mich langsam einlassen und auch meine Kontakte, besonders zu den älteren Gruppenmitgliedern wurden besser, obwohl ich vieles noch nicht verstand. Die Tatsache, daß es hier mittlerweile Leute gab, die mich enttäuschen und verletzen konnten, weil ich sie sehr gerne habe, beunruhigte mich sehr, und so langsam kamen Zweifel in mir hoch, ob ich mit dem allein durchboxen richtig liege.

Der Wachstumsprozeß beginnt; die Strukturen in den Phänomenen werden bewußt

Früher bei uns zu Hause war jede Menge los. Da waren meine Eltern, meine beiden Schwestern und meine Oma und mein Onkel lebten bei uns. Meine Eltern hatten ein Lebensmittelgeschäft, das meine Mutter führte, und mein Vater war Schriftsetzer. Ich versuchte schon früh, immer alles allein geregelt zu kriegen, denn zu tun hatten meine Eltern ja genug.

Das Fehlen von Grenzen, Halt und liebender Autorität

Einen Großteil meiner Kindheit verbrachte ich auf der Straße bei meinen Freunden und meiner Bande. Wenn es Schwierigkeiten oder Probleme gab, so löste ich sie selbst, mit Prügel, mit der Faust. Niemals wäre ich auf die Idee gekommen, zu meiner Mutter zu gehen und ihr die Ohren mit meinen Streitigkeiten vollzujammern. Sorgen genug hatte sie und so nahm ich die Sachen lieber selbst in die Hand.

So weit ich zurückdenken kann, wollte ich auch immer lieber ein Junge sein. Meine Haare waren kurz, ein Kleid trug ich nur sonntags und ich war lieber auf der Straße mit meinem Fahrrad, als mit Puppen im Kinderzimmer. Später in der Schule war es auch so, daß meine Eltern jedesmal aus allen Wolken fielen, wenn ich die Schule wechseln mußte. Zuerst das Gymnasium, später die Handelsschule. Bestimmt habe ich die Schule; ich habe die Sache auch wieder selbst in die Hand genommen. Meine Eltern bekamen nur die guten Seiten und die guten Noten zu sehen. Gab es Probleme oder schlechte Noten, dann war da noch meine Oma, die solche Arbeiten unterschrieb.

Ich war 10, 11, 12, 13 – ich kann mich nicht genau erinnern, daß ich zu Hause gefragt wurde, ob ich klarkomme oder ob ich meine Hausaufgaben gemacht habe.

Ich hatte nach außen alles im Griff, mich nervte keiner mit Hausaufgaben oder lernen. Ich war faul und nahm mit, was mir zufiel, gelernt habe ich nie für irgend etwas – da war ich lieber draußen und unterwegs. Schon damals hat es niemanden gegeben, der mir Grenzen gesetzt hat – meinen Eltern wollte ich keine Sorgen machen, und für mich war es so der einfachere Weg.

Soziale Vernetzung, die Bedeutung der älteren Patienten

Zuerst einmal war da die Küche, die für mich sehr wichtig war. In der Gemeinschaft wurde ich lauter, geriet häufiger mit Leuten aneinander und übernahm Verantwortung. Ich ging mit aller Energie an diese Aufgabe, denn ich hasse es, wenn Anforderungen an mich gestellt werden oder die ich an mich selbst stelle, die ich nicht erfüllen kann. Außerdem hat es mir großen Spaß gemacht, und ich war mit meinen besten Freunden in der Küche. Zuerst mit Paolo, Bertram, später mit Martin.

Die erste Zeit war von Abschieden geprägt und für mich fielen wichtige Orientierungen weg, wie Paolo, Bertram, Ulli und Frank. Martin und Stephanie ging es genauso und für mich hieß es jetzt, die Sachen allein in die Hand zu nehmen.

Agieren in Krisen

Dabei ist es auch geblieben, denn der erste Schritt ging in die völlig falsche Richtung. Ich fing an, um Geld zu spielen. Der Untergrund baute sich schnell, sicher und für keinen mehr zugänglich auf. Näher darauf eingehen möchte ich hier nicht mehr, denn ich denke dazu habe ich bei meinem LG-Antrag[1] genug geschrieben.

---

[1] Der LG-Antrag wird schriftlich von der Gesamtgruppe im Plenum der therapeutischen Gemeinschaft gestellt. Leitendes Gruppenmitglied (LG) wird eine Person, wenn sie fähig ist, aufgrund gewachsener Ich-Stärke und Selbstregulation Verantwortung für das eigene Leben zu übernehmen. (Fortsetzung der Legende s. S. 76)

Verarbeitung krimineller Neigungen, Auseinandersetzung mit neuen Werten

Eingehen möchte ich aber auf die Konsequenzen, die sich für mich daraus ergeben haben.

Es war ein Doppelleben, ein Doppelleben, wie ich es von früher so gut kenne und es war ein Hauch meiner kriminellen Seite, die dadurch sichtbar wurde. Themen, an denen ich gearbeitet habe – und jetzt im nachhinein –. Gut, daß diese Themen aufgetaucht sind, denn es geht zurück bis in meine Kindheit, in der ich schon grenzenlos gelebt habe.

Als ich klein war, bin ich immer in unseren Laden und habe mir dort geholt, was ich brauchte. Süßigkeiten, Cola, Fanta; es war alles da und es war normal, daß ich da reinging und mir holte, was ich wollte, da sagte niemand was.

Verlust der Beziehung zum Geld

Später, wenn ich Geld brauchte, machte ich die Kasse auf und nahm mir was ich wollte. Mit Zigaretten war es genauso. Manchmal, wenn meine Mutter es merkte, weil es zuviel war, gabs kurz Streß, aber ich war immer der Meinung, es ist doch alles unser, warum sollte ich da jetzt nicht mehr drangehen.

Als ich 13 war, machten meine Eltern den Laden zu, und ich sollte mit dem Taschengeld auskommen. Völlig unmöglich, ich konnte mich nicht damit abfinden und auch nicht verstehen, daß ich nicht mehr das bekommen sollte, was ich haben wollte. Außerdem hatte ich vor einem Jahr, als ich 12 war, angefangen zu kiffen und dafür brauchte ich Geld. Mit 15 fing ich eine Lehre als Industriekaufmann an. Ich kam an die Kasse und klaute ab und zu Geld.

Doppelleben des Süchtigen

Mein Doppelleben begann schon früh, auf der einen Seite Haschisch, Tabletten, Klauen – auf der anderen Seite alles im Griff. Mit 17 kamen harte Drogen ins Spiel. Ich war sofort voll dabei. Ich hinterging meine Eltern, klaute sämtliche Sparbücher und machte sie leer, nahm Kredite auf, und mein Vater war Bürge und wußte gar nichts davon. In der Firma kannte ich mich bald aus und fing an Schecks zu klauen und zu fälschen, die Buchungen nahm ich selber vor und die ganze Sache zog sich über einen sehr langen Zeitraum hin. Meine Ansprüche stiegen, und was ich haben wollte, bekam ich auch.

Ich war noch in der Lehre, aber alles war da, Auto, Motorrad, Urlaub, immer neue Klamotten. Meine Mutter war oft verzweifelt, weil sie sich nicht erklären konnte, wo das ganze Geld herkam. Mein Vater hat sich da ziemlich rausgehalten, ich glaube, ihm hat es gefallen, daß ich immer Geld hatte und vielleicht hat es ihm irgendwie imponiert.

Ich fing an zu dealen, und das Telefon stand nicht mehr still. Zu Hause habe ich es immer geschafft, irgendwelche Geschichten zu erzählen. Nach außen die brave

---

Der schriftliche Antrag ist eine umfassende und differenzierte Prozeßanalyse mit den Zielen, Übersicht über den Therapieverlauf zu gewinnen und die Veränderungen und das Wachstum zu integrieren. Die Übernahme der Verantwortung für sich selbst erlaubt die bewußte Übernahme der Verantwortung für andere. Das LG nimmt Mitbestimmungsfunktionen wahr (Patientenvertretung, Beirat der LGs, der über Regelverstöße und Sanktionen entscheidet) und führt neue Gruppenmitglieder als Pate in die therapeutische Gemeinschaft ein. Der LG-Status ist mit Privilegien verbunden, die mehr Raum für Selbstverantwortung und Selbstregulation geben.

Tochter, die die Lehre gemacht hat und als Kaufmann beschäftigt ist und scheinbar alles im Griff hat.

Entwicklung zur Schwerverbrecherin
Irgendwann kam ein bewaffneter Raubüberfall und die Sache mit den Schecks flog auf. Kurzzeitig brauchte ich kein Doppelleben mehr zu führen, weil meine Eltern Bescheid wußten.

Ich hatte Glück, bekam Bewährung und meine Eltern zahlten alles zurück. Mein Vater besorgte mir einen neuen Job und so hatte ich auch schnell wieder Einnahmequellen. An den Tresor kam ich schnell ran und fing wieder an, Schecks zu fälschen. Meinen Eltern hatte ich natürlich versprochen, mit Drogen Schluß zu machen, doch mein Doppelleben war schon zur Gewohnheit geworden.

Ungefähr ein halbes Jahr später kam alles raus und der Haftbefehl gegen mich lief. Mit meinem Bekannten setzte ich mich nach Sizilien ab. Krankenhaus – Entzug. Dann fuhren wir nach Turin. Ich wollte nicht so, wie er wollte, wurde zusammengeschlagen, meine Papiere wurden mir abgenommen und da stand ich dann, mutterseelenallein, ohne Papiere, ohne Geld.

Nachdem ich eine Woche nichts mehr gegessen hatte und ziemlich am Ende war, traf ich mit Leuten zusammen, mit denen ich wieder linke Touren drehen konnte. Ich bekam meine Papiere wieder, und als ich genug Geld hatte, setzte ich mich nach Amsterdam ab. Irgendwann holten meine Eltern mich ab, und ich wurde verhaftet. Diebstahl – Urkundenfälschung – Betrug.

Das Gefängnis hilft offensichtlich nicht weiter
Nach einem Jahr wurde ich auf Halbstrafe entlassen.

Durch meine Eltern und durch Beziehungen hatte ich sofort wieder einen Job, und das Doppelleben ging wieder wie vorher. Nach außen hin alles o.k., jedenfalls so lange, bis gar nichts mehr ging, auf der anderen Seite kamen Sachen, die härter und gefährlicher wurden. Ich war sofort wieder drauf, und auch mit meinem Geld kam ich wieder von Anfang an nicht klar. Ich verdiente mein Geld mit Waffenschmuggel und Autos nach Italien verschieben. Bei diesem Geschäft war kein Platz für Gefühle; weil ich sie mir nicht mehr leisten konnte. Es war zu gefährlich. Ich hatte schon immer lieber alles in die Hand genommen, wenn es um Geld oder Drogen ging, auf jeden Fall, wenns gefährlich wurde.

Jetzt konnte ich nur noch auf mich zählen. Gefühle hatten hier nichts zu suchen und verlassen konnte ich mich nur auf mich selber, nur bei mir selber konnte ich sicher sein, daß ich kein Risiko eingehe und schweige wie ein Grab.

Mein Doppelleben war wieder voll im Gange. In den letzten 2 Jahren habe ich mich ziemlich zurückgehalten. Zum einen, weil mein Freund da war und ich viele Sachen halt nicht mehr machen konnte, zum anderen, weil es zu gefährlich geworden war. Ich mußte höllisch aufpassen. Allerdings durch Betrügereien, Urkundenfälschung und Dealen verdiente ich mir weiterhin mein Geld, das ich brauchte.

Distanz zur Drogenzeit

Ich mußte mich mit dem Thema Kriminalität ernsthaft auseinandersetzen, und ich glaube, ich bin noch nicht fertig damit. Ich selbst muß mir in Zukunft Grenzen auferlegen und mit dem auskommen, was mir zur Verfügung steht. Gelernt habe

ich hier einiges, auch meine Ansprüche zurückzuschrauben. Mein Doppelleben
habe ich auf eine Schiene gebracht, jedenfalls kann ich nichts Doppelbödiges
mehr feststellen.

Integration einer Krise
An die Themen Grenzenlosigkeit, Kriminalität und Doppelleben wäre ich wohl
ohne die Spielerei nicht rangekommen, auf jeden Fall nicht in der Intensität. Auf-
gekommen ist auch das Thema Bande, „Bandenchefin" und treibende Kraft.
Damals habe ich alles weit von mir gewiesen, doch jetzt, im Nachhinein denke
ich, wenn ich alles auf eine Ebene hier in „Tauwetter" bringe, ist an den Vergleichen was dran. Wir waren der Untergrund, und wir waren eine Bande, ich hatte
Einfluß und darum gehörte ich auch zu den treibenden Kräften und führenden
Köpfen.

Früher gehörte ich auch zu einer Bande, und ich habe mich mit jedem angelegt,
der meiner Bande was wollte. Automatisch wurde „Tauwetter" und damit Kurt –
mein Einzeltherapeut und Leiter von „Tauwetter" – mit dem ich über alle Dinge
redete, zu meinem Gegenspieler. Lange Zeit wollte ich davon nichts hören und
nichts einsehen und verstanden habe ich erst in einer der letzten Stunden.

Ich denke, in den letzten 2 Wochen vor meinem LG-Antrag fiel eine wichtige
Entscheidung für mich, daß ich mein Doppelleben wirklich aufgeben und auf eine
klare Linie kommen wollte. Ich merkte, daß ich wieder offener sein und wieder
was sagen konnte. In meiner Spielerzeit war mir das nicht möglich.

***„Tauwetter" ist eine Lebensgemeinschaft, in der alternative Erfahrungen gemacht
werden***

Die letzten 2 Monate seit meinem LG-Antrag wurden für mich nochmal ganz
schön hart. Angefangen hat es damit, daß ich direkt nach meinem LG in eine
Zahnklinik mußte. Für viele hörte es sich vielleicht lächerlich an, aber ich habe
das erste Mal während meiner Therapie ernsthaft mit dem Gedanken Abbruch
gespielt. Ich verbinde schlimme Erinnerungen mit Zahn, Kiefer und Zahnarzt.

- Jutta hatte einen schweren Kieferbruch nach einem Autounfall. Der Bruch heilte nicht richtig
  zusammen und mußte erneut gebrochen werden.

Die Schmerzen konnte ich nicht länger ertragen, und mit Medikamenten konnte
ich mich nicht betäuben. Mir blieb also nur, mich wirklich zu überwinden und die
Sache in Angriff zu nehmen, oder zu gehen. Ich habe mich überwunden und sie in
Angriff genommen, mehr möchte ich dazu nicht schreiben – weil die Zahnklinik
nächsten Montag nochmal auf mich zukommt. Bis ich in die Zahnklinik kam, hat
mir Kurt sehr geholfen, und ich weiß nicht, was sonst geworden wäre. Friedel und
Ute kümmern sich um mich, und ich überstehe alles ganz gut.

- Heute geht Jutta wieder allein zum Zahnarzt, sie hat ein schweres Trauma, u. a. den Autounfall,
  bei dem sie fast verblutete, einigermaßen verarbeitet.

Mitsprache und Mitbestimmung der Patienten, Übernahme verantwortungsvoller Rollen und Auseinandersetzung mit Rollenerwartungen

Ein paar Tage später wurde ich Patientensprecherin, aber damit konnte ich mich zunächst gar nicht befassen. Auch, daß ich LG geworden bin, habe ich bis jetzt noch so gut wie gar nicht mitgekriegt. Das liegt wohl daran, daß man für das Amt des Patientensprechers den Mund aufkriegen muß und für den LG und LG Beirat ebenfalls. Das ist noch schlecht bei mir und so konnte ich mich dem erst ein paar Tage später widmen.

Die Bedeutung der Mitarbeiter
Ein paar Tage nach meiner Operation sagt uns Friedel, daß er ab August nicht mehr da ist, weil er eine neue Stelle hat und „Tauwetter" verläßt. Mich traf die Nachricht hart, und mein erster Entschluß war, – ab dann läuft nichts mehr in der Gruppe. Ansonsten war ja noch Zeit bis August, und so beschloß ich einfach so zu tun, als wenn nichts gewesen wäre und ich gar nichts gehört hätte, wieder einmal hoffte ich auf die Zeit, aber dazu später noch etwas.

Grenzziehungen
Zu Gaitano möchte ich nicht viel schreiben, weil sich seit meinem LG nicht viel verändert hat. Außer, daß ich ihm seit Ende Mai schreiben darf. Meinen ersten Brief habe ich sorgfältig durch Einschreiben und Rückschein abgedeckt. Geholfen hat es nichts; er hat den Brief nie bekommen; seine Frau hat ihn angenommen.

Zum einen war ich lange Zeit sehr frustriert, weil ich keine Antwort bekam, auf der anderen Seite denke ich, er hatte genug Möglichkeit sich zu informieren, was im Moment geht und was nicht. Durch die Grüße, die ich durch meine Mutter übermittelt bekomme und die Tatsache, daß er mit ihnen in Verbindung steht, lasse ich mich nicht mehr zufriedenstellen. Ich habe viele Stunden an der Beziehung gearbeitet; sie ist für mich, wie für ihn sehr schwierig und gefährlich. Wie es weitergeht, kann ich noch nicht mit 100% Sicherheit sagen. Was ich jedoch weiß ist, was ich nicht mehr will und nicht mehr machen werde. Ich habe noch 2 Monate Zeit und erhoffe mir noch etwas mehr Klarheit.

Integration der Drogenzeit – der Leib als wahrnehmendes Sinnesorgan lebt wieder –

Eine wichtige und schlimme Phase war auch, zu erkennen, daß ich mich, zurück bis zu meinem 12. Lebensjahr, nicht daran erinnern kann, jemals nüchtern gewesenzu sein. Seit 11 Jahren kenne ich nur „zu" oder Entzug, und vorher waren es Haschisch und Tabletten.

In einigen Anträgen tauchte das Wort „nüchtern" auf, und ich konnte damit gar nichts anfangen. Ich verlor ziemlich den Mut und rechnete mir keine Chancen mehr aus; ich ließ die letzten Monate nochmal an mir vorbeiziehen und fragte mich, ob all das für die Katz gewesen sein soll.

Sehr geholfen hat mir hier Kurt. Ich bin jetzt seit 10 Monaten nüchtern und in mir sind viele Dinge hochgekommen, die ich früher nicht kannte oder nicht wahrgenommen habe. Es war eine schreckliche Zeit, alles plötzlich erschreckend klar und deutlich zu sehen; aber es war auch eine schöne Zeit, mitzubekommen, was mit mir selbst und anderen los ist, wieder Gefühle aufkommen zu lassen, von denen ich gar nicht mehr wußte, daß ich sie habe. Ich denke, es ist das erste Mal, daß ich eine Chance habe, auch nüchtern zu bleiben.

Klärung der Beziehung zu den Eltern – Abgrenzung und ein Stück Aussöhnung

Jetzt möchte ich noch die Beziehung zu meinen Eltern beschreiben. Sie war über die ganze Zeit immer wieder Gegenstand meiner Therapie. Jetzt kurz vor dem Besuch meiner Eltern ist es Zeit, etwas näher darauf einzugehen. Ich hänge sehr an meinen Eltern. Ich habe immer bei ihnen gelebt, und sie haben sehr stark an meinem Leben teilgenommen. Sie haben immer alles mitbekommen. Ich war immer schon da „das schwarze Schaf" der Familie, aber auch der Liebling meines Vaters.

Früher war ich immer diejenige, die mit Beulen und Wunden nach Hause kam, in der Schule war ich diejenige, bei der es im Endeffekt nicht klappte, ich hatte ständig Unfälle, nahm Drogen, war kriminell und versuchte mir 2mal das Leben zu nehmen, lag auf der Intensivstation, kam in die Klapse und in den Knast. Meine Eltern haben immer zu mir gestanden und mich nie fallengelassen.

Die Beziehung sollte auch nie Thema meiner Therapie werden und die Krankheit meines Vaters auch nicht. Ich fand, es war alles in Ordnung.

Meine Mutter ist eine Frau mit einem sehr großen Herzen, aber sie kann auch sehr hart und laut werden. Das mußte sie zwangsläufig, denn sie hatte jede Menge um die Ohren, 3 Kinder, den Laden, meine Oma, die auch sehr schwierig war, meinen Onkel, und sie mußte noch viele Eigenschaften meines Vaters übernehmen und dafür sorgen, daß alles läuft.

Mein Vater war, bevor ich geboren wurde, in der Psychiatrie, weil er schizophren ist. Seitdem wird er medikamentös behandelt und nimmt täglich Tabletten. Großartig darüber geredet wurde bei uns zu Hause darüber nicht, jedenfalls nicht, als ich noch jung war. In einer Klinik war er nie wieder und gemerkt hat man von dieser Krankheit nichts. Als ich klein war, habe ich viel Zeit mit meinem Vater verbracht. Ich habe ihn immer abgeholt, und ich war oft bei ihm im Betrieb. Mein Vater war immer sehr ruhig; auch wenn der größte Streß war, hat er mich nie abgewiesen.

Wenn ich irgendwas wollte, bekam ich es von meinem Vater; ich konnte ihn um den Finger wickeln; ich wußte genau, wie. In den Jahren darauf hat er alles für mich getan; ging es um Geld, Ärzte, Drogen; er hat mir immer geholfen.

Meine Mutter mußte so Aufgaben meines Vaters mit übernehmen. Sie war diejenige, die das Machtwort sprechen und die lauter werden mußte. Außerdem mußte sie auf meinen Vater achten und Rücksicht nehmen.

Durch die Medikamente die er nimmt, mußte er auch mit den Nebenwirkungen leben. Er kann kein Bier trinken, wenn er will. Die Tabletten muß er immer zu einem bestimmten Zeitpunkt nehmen. In den letzten Jahren habe auch ich die Nebenwirkungen mitbekommen. Manchmal hatte er auch keinen Bock mehr darauf und hat die Tabletten einfach weggelassen. Meine Mutter hatte also immer alle Hände voll zu tun.

Es ist mir nicht leicht gefallen, über diese Dinge zu reden, denn ich liebe meinen Vater sehr, und mit Schizophrenie bringt man immer gleich verrückt in Verbindung – und das ist er nun wirklich nicht.

Über den Besuch meiner Eltern habe ich mich sehr gefreut, aber die Tatsache, daß es meinem Vater nicht sehr gut geht, hat mich zunächst fertiggemacht. Er nimmt jetzt fast 30 Jahre die gleichen Medikamente, und die Nebenwirkungen sind fatal. Meine Mutter hat es mir gesagt, und ich habe es ja auch selbst gesehen, daß es ihm nicht gut geht. Das Beste wäre vielleicht, wenn er in die Klinik – die Psychiatrie – ginge, und die Medikamente werden überprüft und vielleicht umgestellt.

Aber dieser Gedanke hat mich nicht mehr losgelassen, denn ich habe meine eigenen Erfahrungen mit Psychiatrie, Klapse gemacht. Nach meinem 1. Selbstmordversuch war ich ein halbes Jahr in der geschlossenen Psychiatrie und habe auf einen Therapieplatz gewartet. Ich habe dort viele schlimme Sachen erlebt – die Leute haben geschrien und getobt. Ich war meistens zu und hab mir die Sachen nicht so reingezogen. Meinem Vater möchte ich das ersparen. Er ist sehr ruhig, und ich habe Angst, daß er sich das zu sehr reinzieht. Ich habe darüber geredet und bin zu dem Entschluß gekommen, daß ich das Beste für ihn will. Das Beste ist auf jeden Fall, daß er zu einem Spezialisten geht, und dies habe ich ihm auch geschrieben. Außerdem wird meine Mutter mit Sicherheit darauf achten, daß alles was passiert, nichts Schlechtes für ihn ist.

Die Ablösung von den Eltern und die Ablösung von „Tauwetter" laufen parallel

Ich muß jetzt meine Sachen selber anpacken und von meinen Eltern loslassen. Ich werde versuchen, mein Leben selber in die Hand zu nehmen. Früher konnte ich mir nie vorstellen, nicht mehr zu Hause bei meinen Eltern zu wohnen, aber jetzt denke ich, wird es gar nicht mehr gehen. Ich habe viel gelernt und mich weiterentwickelt, und jetzt möchte ich was Neues anfangen.

Ich habe noch 2 Monate Zeit, und ich denke, in dieser Zeit kommt noch einiges auf mich zu; schwierige Themen, denn mit vielen habe ich mich noch nicht auseinandergesetzt. An Abschied habe ich noch nicht gedacht. Aber eines weiß ich sicher, am schwersten fällt es mir bei Kurt, Friedel (Therapeut) und Steffi (Freundin). Martin kommt Gott sei Dank 3 Wochen nach mir. Da sind auch noch Christoph, Mario und Andreas, aber es ist ja auch noch Zeit.

Jetzt möchte ich Ablöser werden.

Die posttherapeutische Phase – die verinnerlichten Qualitäten, Atmosphären und Themen tragen durch

Das Ablösen von therapeutischer Hilfe kann ohne Rückfall in archaischen Formen der Bindung – Symbiose mit „Tauwetter", den Eltern oder der Droge – gelingen, wenn „negative" Gefühle geäußert und gezeigt werden, ohne daß Angst vor Liebesentzug oder Entwertung befürchtet wird und die Bedürfnisse archaischer Bindung gestillt sind. Bei guter Loslösung bleibt die therapeutische Gemeinschaft wichtig, aber sie bekommt einen anderen Stellenwert. Die Trennung wird zum Abschiednehmen, die in der früheren Biographie die Qualität von Verlusten hatte. Abschied*nehmen* von den unterschiedlichen Bindungen der therapeutischen Gemeinschaft, von der ordnenden, sichernden Vater- und der Wärme und Geborgenheit spendenden Mutterinstanz, die substituiert wurde, führt zu einer Aneignung auf einer qualitativ anderen Ebene und nicht zum Verlust der Bindung.

Der Weg ins „eigene Leben", der beginnende Aufbau eigener Gruppen und Bindungen, in die Unabhängigkeit erfolgt über das Hineinnehmen und Hinübernehmen von nachreifenden und konstruktiven Elementen aus der Vergangenheit (dem „Glanz der Eltern"). Die Auflösung der Übertragungen im Verlauf des therapeutischen Prozesses macht zunehmend die Begegnung von Mensch zu Mensch möglich, die nicht von Qualitäten der Eltern - Kind - Beziehung gestört ist.

Der Brief einer ehemaligen Patientin soll abschließend diesen Prozeß verdeutlichen. Sie hat nach der Langzeittherapie, zunächst in der teilstationären Nachsorge gelebt und war bis vor kurzem in ambulanter Therapie bei einer Therapeutin der Nachsorge. Sie besucht „Tauwetter" alle 3–4 Monate und schreibt mir bislang in einem ähnlichen Rhythmus.

Das Finden der eigenen Mitte

Hallo,
gerade habe ich mich entschlossen, Dir nun endlich mal zu schreiben.
Manchmal kann ich es selbst gar nicht fassen, wie schnell die Zeit vergeht, 4 Wochen in meiner neuen, wunderschönen, aber viel zu teuren Wohnung.

Mir persönlich geht es wirklich gut. Ich bin dabei, mein positives Denken zu verstärken und zu verinnerlichen, denn ich meine, nur durch eine positive Lebenseinstellung werde ich auch zukünftig alle Schwierigkeiten meistern und sie werden im Endeffekt wieder positiv auf mich zurückkommen. Ganz schön verrückt, oder? Nein - denke ich nicht.

Denn meine jetzige Situation ist auch nicht gerade sehr zufriedenstellend.

Aber wie war das noch - Fehler muß man machen, um daraus zu lernen und zu einer eigenen Einstellung zu gelangen.

Alle haben mir bisher gesagt, daß meine Wohnung viel zu teuer ist, aber ich mußte trotzdem erst selbst dahinterkommen. Jetzt weiß ich es auch und jetzt werde ich mir aus meiner eigenen, inneren Überzeugung eine kleinere, billigere Wohnung suchen. Ich weiß, daß das noch einmal ein Kraftakt wird, doch ich werde es schaffen.

Ich betrachte auch diesen Fehler erstmals als positiv, indem ich mir sage, wenn ich das geschafft habe, werde ich wieder ein Stück stärker sein und kann dann zur Ruhe kommen. Auf jeden Fall ist es jetzt meine Sache geworden und nicht nur eine Sache - die alle sagen -.

Im Moment stehe ich noch an der Schwelle der Angst. Die Angst davor, den Schritt zu tun und die Wohnung zu kündigen und nicht zu wissen, ob ich rechtzeitig eine neue finde. Aber ich werde diese Woche diese Schwelle überschreiten und durch ‚die Angst gehen', dann wird schon alles werden, denke ich.

Weißt Du, Kurt, bis jetzt finde ich, habe ich alles ganz gut geschafft. Ich habe mich endlich von meiner Beziehungsabhängigkeit gelöst. Im Moment ist der Gedanke und auch das Gefühl nicht bereit, daß ich mich auf eine feste Beziehung einlassen kann. Ich habe schon ein paar Beziehungen zu Männern gehabt und doch komme ich nach ein paar Wochen immer wieder an den Punkt, wo ich für mich sein will, zu mir zurückkehre und auch keinen Platz für andere Leute in mir habe. Freunde ja – je mehr um so besser, aber wenn ich merke, daß mich etwas beginnt einzuengen in meiner Bewegungsfreiheit, dann befreie ich mich (meistens ganz plötzlich und übergangslos) von dem „Übel", welches mich einengt und „auffressen" will.

Vielleicht habe ich einfach noch nicht den „Richtigen" gefunden, der mir meine Freiheit (innerlich) läßt, bzw. bin ich noch nicht soweit, daß meine eigene Wahrnehmung und mein eigenes inneres Leben so gefestigt sind, daß sie Platz für ein anderes haben. Die Angst, daß mein eigenes „Ich" und „Es" immer noch einfach untergehen, kommt immer wieder durch (wahrscheinlich deshalb immer so plötzlich). Aber ich bin froh, daß ich das alles so gut mitkriege und wahrnehme, so daß ich glaube, daß so schnell nichts schiefgehen kann.

Weißt Du, deshalb ist diese Wohnungsgeschichte auch sehr wichtig für mich. Ich werde das alleine schaffen, ohne mich in eine Beziehung zu stürzen, nur weil meine Phantasie mir vielleicht vorgaukelt, daß dann alles einfacher wäre. Vielleicht erstmal – finanziell – oder eine scheinbare Sicherheit. Aber im Endeffekt wäre es mein Untergang, weil ich mich wieder abhängig machen würde.

Diese scheinbare, sinnlose, unbegründete, kindliche Angst, alleine nicht klarzukommen, habe ich begraben und mit jedem Tag, an dem ich meine Schwierigkeiten angehe und am Ende bewältigt habe, wird diese Angst mehr und mehr aus mir verschwinden. Eines Tages wird mich auch kein Mensch mehr ‚auffressen' können, da ich weiß, es geht auch ohne ihn.

Ich überlege schon die ganze Zeit beim Schreiben, warum ich Dir soviel „therapeutischen Kram" schreibe, da ich Dir doch nur mal mitteilen wollte, wie's mir geht. Aber das wirst Du jetzt wohl besser wissen, als wenn ich geschrieben hätte „mir gehts gut". Mir gehts ja auch gut, aber diese Aussage ist heute einfach viel umfassender, als nur diese 4 Worte.

Vielleicht mußte ich meine Gedanken und Gefühle auch mal einfach nur aufs Papier bringen, um sie greifbar zu machen für mich und auch mal ganz einfach nur zu ordnen. Das ist mir mit Sicherheit gelungen. Das Bild von mir und was im Moment wichtig ist, ist mir viel deutlicher geworden. So habe ich die eine Sache mit der anderen verbunden. Ich habe endlich meinem Bedürfnis, Dir zu schreiben, Genüge getan und mir, das was mich bewegt, von der Seele geschrieben.

Nimm es einfach so hin und drücke mir die Daumen, daß ich alles so geregelt bekomme, wie ich mir das denke. Du bist für mich wohl immer noch so etwas wie ein ruhender Pol in meinem Innern und ich wünsche mir, daß es so bleibt.

Einen lieben Gruß an alle und alles Gute wünscht

Dir

Dagmar

Literatur

Flensburger Hefte (1987) Kulturvergiftung – Rauschgift, Sucht und Therapie. Weirauch, Flensburg (Heft 16)
Fromm E (1980) Die Kunst des Liebens. Deutsche Verlags-Anstalt Stuttgart
Petzold H (1965) Géragogie. Nouvel approche de l'éducation pour la vieillesse et dans al vieillesse. Publ Inst St Denis, pp 4–14 (dt in Petzold, Hrsg, 1985, S 1–30)
Petzold H (Hrsg) (1985) Wege zum Menschen, Bd I und II. Junfermann, Paderborn
Petzold H, Frühmann R (Hrsg) (1986) Modelle der Gruppe. Junfermann, Paderborn
Vormann G (1985) Therapeutische Gemeinschaften. In: Petzold H (Hrsg) Wege zum Menschen, Bd II. Junfermann, Paderborn

Konkurrierende Behandlungssysteme für Suchtpatienten

F. Bschor

Wenn wir uns fragen, ob die Konkurrenz von Behandlungssystemen für Suchtpatienten in unserem Land wirklich ein aktuelles Thema ist, so wird wahrscheinlich der eine oder andere Zweifel anmelden. Die heutige Realität auf diesem Gebiet stellt sich dar als ein schwer überschaubares Nebeneinander unterschiedlicher Beratungs- und Behandlungsansätze. Es gibt sowohl die klinisch ausgerichtete stationäre Therapie wie die sozialpädagogisch angelegte Langzeittherapie in therapeutischen Wohngemeinschaften. Im ambulanten Bereich bemühen sich einerseits Stellen des öffentlichen Gesundheitsdienstes um Suchtkranke, stärker noch die vielen nichtärztlichen Beratungsdienste um dieses Klientel. Auch das Strafrechtssystem befaßt sich mit Suchtkranken, jenen nämlich, die auf Grund ihres Suchtstoffmißbrauchs straffällig geworden sind.

Dennoch kann man bis jetzt schwerlich behaupten, es läge ein echtes Konkurrieren unter den Anbietern von Beratung und Therapie vor. Vor allem von ärztlicher Seite kommen nur selten Einwände gegen die bisherige Entwicklung auf diesem Gebiet, die bekanntlich inzwischen dazu geführt hat, daß im Suchtbereich mit dem Begriff „Therapeut" so gut wie nie ein Arzt gemeint ist, vielmehr eine nichtärztliche Kraft, der Psychologe, der Sozialarbeiter, der Sozialtherapeut oder wer immer in den Einrichtungen zur Betreuung Suchtkranker direkt am Patienten tätig ist. Die ärztliche Tätigkeit beschränkt sich meist auf diagnostische Maßnahmen, gutachtliche Stellungnahmen, den körperlichen Entzug oder die Behandlung somatischer oder psychotischer Komplikationen und klammert die Steuerung der Lebensführung des Suchtkranken mehr oder weniger bewußt und gewollt aus dem ärztlichen Kompetenzfeld aus. So jedenfalls bietet sich die Lage in Berlin dar, wo jetzt konsequenterweise der Arbeitskreis Suchtfragen der Ärztekammer zu einem erheblichen Anteil aus nichtärztlichen Fachkräften besteht und der Landesdrogenbeauftragte, ein Sozialpädagoge, nicht dem Gesundheitssenator, vielmehr der Senatorin für Jugend und Familie ressortmäßig zugeordnet ist.

Dieses Nebeneinander vieler unterschiedlicher Einrichtungen und Berufssparten auf einem sehr speziellen Feld der Heilkunde wird verständlich, wenn man die multifaktorielle Genese der süchtigen Fehlentwicklung bedenkt, v.a. auch die durchaus plausible Vermutung, daß bei jungen Süchtigen Entziehungs- und Ausbildungsdefizite im Ursachengeflecht der Suchtentwicklung Bedeutung haben könnten. Versuche zum Nachholen der Reifung und damit zur Überwindung der Drogenbindung auf pädagogischem Weg haben einiges für sich (Schmitz-Moormann 1987).

Die Vielfalt der Ansätze und auch die starke Fluktuation des Personals in den Einrichtungen zur Behandlung v.a. der jungen Süchtigen machen es verständlich,

warum bisher nur wenig Nachdruck darauf verwandt worden ist, die unterschiedlichen Behandlungssysteme genauer empirisch zu evaluieren und Überlegungen
zur Nutzen-/Schadenrelation der jeweiligen Verfahren anzustellen.

Aids und HIV bei Drogenabhängigen

Während der letzten 3 Jahre ist nun auch in unserem Land deutlich geworden,
daß eine bestimmte Gruppe von Süchtigen, die intravenös Drogenabhängigen des
Opiattyps, zu einer Hauptbetroffenengruppe der Immunschwächekrankheit Aids
geworden ist. Die HIV-Prävalenz ist bei den Fixern steil angestiegen. Abbildung 1
zeigt die Entwicklung in Berlin. Von den 54 Drogentoten des Jahres 1986 waren
bereits 50% HIV-antikörperpositiv.

Diese starken Zuwachsraten und die Schlußfolgerung, daß es offenbar u. a. die
Drogenabhängigen sind, die für den Virustransfer in die junge Gesamtbevölkerung und auch in die nächste Generation hinein verantwortlich sind, zwingt dazu,

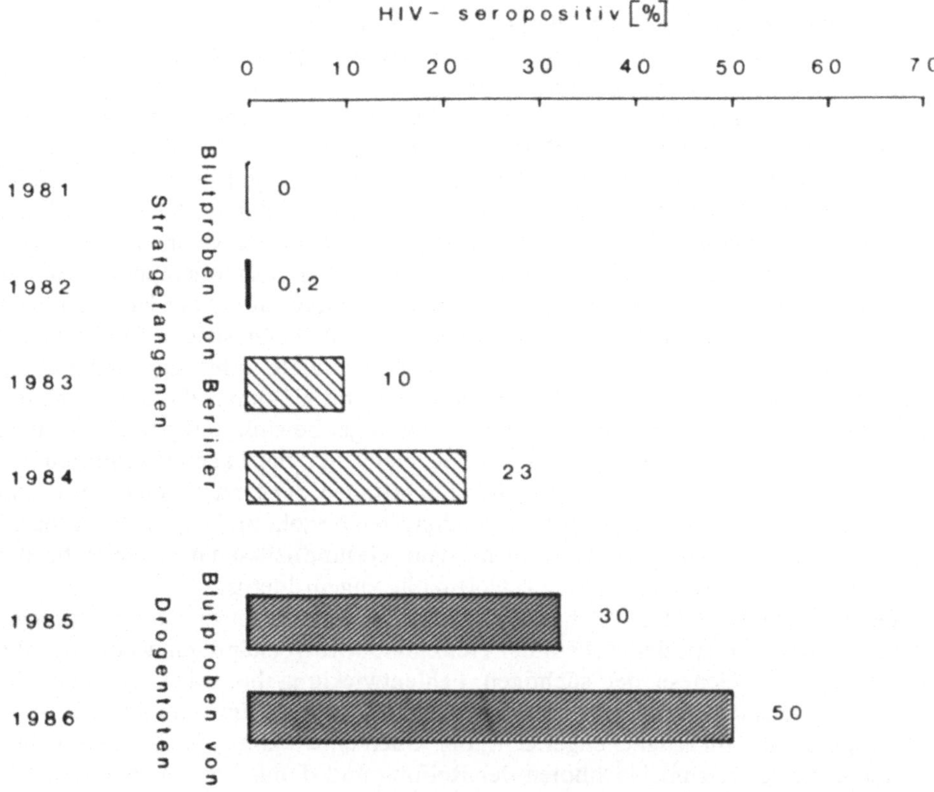

Abb. 1. Entwicklung der HIV-Prävalenz bei Berliner Drogenabhängigen des Opiattyps von 1981
bis 1986. Die Angaben 1981 bis 1984 beziehen sich auf Untersuchungen an asservierten Serumproben Untersuchungsgefangener (Rex u. Köhler 1986), die Werte für 1985 und 1986 auf gerichtlich obduzierte Drogentote (Bschor u. Schneider 1986)

allen Vorgängen, die mit dieser Süchtigengruppe zu tun haben, besondere Aufmerksamkeit zu widmen. Die Frage nach Reichweite, Haltekraft und Effektivität aller Behandlungsansätze bei dieser Süchtigengruppe hat somit jetzt eine gesundheitspolitisch herausragende Bedeutung gewonnen (Velimirowic 1987).

Mit Recht fragen die Kollegen aus dem gynäkologischen und pädiatrischen Bereich, die sich mit zunehmenden Zahlen HIV-positiver Schwangerer und aidsbedrohter Säuglinge konfrontiert sehen (Stauber et al., 1984), ob es nicht Wege gibt, Heroinsüchtige frühzeitiger als bisher zu erreichen, sie stärker an Beratungs- und Behandlungsinstanzen zu binden, um sie vor der HIV-Infektion zu bewahren. Die mit der stationären Behandlung aidskranker Fixer befaßten Internisten haben auf ihren Isolierstationen auch bereits erhebliche Probleme, wenn sie nämlich vor der Frage stehen, was sie mit einem nicht entzugswilligen oder -fähigen Patienten, der eigentlich entlassen werden könnte, anfangen sollen. Die Befürchtung liegt nahe, daß er in die Szene zurückkehrt, den früheren Lebensstil fortsetzt und andere gefährdet (Stille u. Helm 1987).

Auch bei den Drogenberatern und Streetworkern der Ballungsräume, v.a. in Frankfurt und Hamburg, weniger in Berlin, stellen sich angesichts der weiterhin ansteigenden Seroprävalenzraten Zweifel ein, ob unser bisheriger Angebotsfächer wirklich greift oder ob nicht doch nach neuen Wegen gesucht werden muß. Noch hält sich allerdings bei den Entscheidungsinstanzen, v.a. im Bundesgesundheitsministerium und bei den Landesdrogenbeauftragten, die Meinung, daß nur durch einen weiteren Ausbau der bisherigen drogenfreien Strategie, nicht aber durch eine Hereinnahme auch medikamentengestützter Wege, eine Zunahme der Reichweite unseres Erfassungssystems zu erreichen sei.[1] Der Standpunkt, daß auf medikamentengestützte Maßnahmen nicht länger verzichtet werden könne, gewinnt aber in letzter Zeit deutlich an Boden, zumal auch die Empfehlungen der Experten der Weltgesundheitsorganisation in diese Richtung weisen.[2]

Was ist nun - angesichts des unbezweifelbaren Ernstes der Lage auf diesem Gebiet - für die wissenschaftliche Medizin das Gebot der Stunde? Sicher nicht eine einseitige Favorisierung eines bestimmten Behandlungssystems. Dazu reichen die mageren Ergebnisse der internationalen Therapieforschung auf diesem extrem schwierigen und unübersichtlichen Feld einfach nicht aus. Wichtiger als Lösungsvorschläge sind heute weiterführende Fragestellungen.

Die erste Frage gilt dem heutigen Standort der deutschen Beratungs- und Behandlungsstrategie für das Klientel der Spritzdrogenabhängigen.

Dieser Standort wird nur deutlich, wenn die historische Entwicklung und der in den vergangenen Jahrzehnten eingetretene Wandel der Behandlungsstrategie in die Betrachtung einbezogen wird.

Die zweite zu stellende Frage lautet, ob heute in unserem Land wirklich das Mögliche getan wird, um die unterschiedlichen Behandlungsansätze auf ihre Wirksamkeit zu überprüfen, auf Haltekraft, Reichweite und positive oder negative Auswirkungen.

---

[1] Stellungnahme der Bundesregierung zur Methadonbehandlung. Drucksache 10/5307 vom 14. April 1986.
[2] Kurzbericht des Regionalbüros Europa der Weltgesundheitsorganisation über die Beratungstagung „Aids bei Drogenabhängigen" vom 7. bis 9. Oktober 1987 in Stockholm.

Drittens werden wir Ärzte auch nicht umhinkönnen, uns Gedanken über die eigene Rolle zu machen. Es geht heute nicht mehr, die Drogenabhängigen als eine irrelevante Minderheit auf einem Nebenschauplatz des Gesundheitsschutzes und der Krankenversorgung zu sehen und zu hoffen, daß man mit dem Delegieren der Beratungs- und Behandlungsaufgaben an die verschiedenen eingetragenen Vereine oder die jetzt entstehenden Gruppierungen privater nichtärztlicher Aids-Hilfen schon über die Runden kommen wird. Wir haben uns ernstlich die Frage zu stellen: Welche Rolle kann oder sollte die deutsche Medizin auf diesem in allen Auswirkungen noch gar nicht zu übersehenden schwierigen Arbeitsfeld einnehmen?

Wandel der Behandlungsstrategien

Zunächst zur 1. Frage, der jüngeren Geschichte des therapeutischen Umgangs mit Opiatabhängigen in der BRD.

Hier ist die Zwischenbemerkung nötig, daß auf dem Suchtgebiet in bezug auf internationale Vergleiche Vorsicht geboten ist. Es galt als ausgemacht, auch nach Meinung der Verantwortlichen der Weltgesundheitsorganisation, daß gerade bei der Bemühung um Süchtige die Besonderheiten der jeweiligen regionalen Kultur wichtig sind: Der Volkscharakter, die Religion, die traditionellen Wertemuster und die überkommenen Gewohnheiten im Umgang mit psychotropen Substanzen. Eine einheitliche weltweite Strategie ist nicht denkbar. Vielmehr hat jede Nation ihren eigenen landesspezifischen Weg gegen die Suchtgefahren zu suchen. Gegen einen spezifisch deutschen Weg wäre aus dieser Sicht grundsätzlich nichts einzuwenden. Die Favorisierung ausschließlich drogenfreier Abwehr- und Behandlungsmaßnahmen im Suchtbereich wird derjenige als voll gerechtfertigt ansehen können, der davon ausgeht, daß es mit dem deutschen Wesen schlechterdings nicht vereinbar sei, Opiatabhängige von Staats wegen oder auf Krankenschein mit Betäubungsmitteln zu versorgen.

Nun nach dieser Zwischenbemerkung zur eigentlichen Frage: Wir sehen beim Rückblick, daß sich im offiziellen deutschen Reaktionsmuster auf Drogenabhängigkeit des Opiattyps ein tiefgreifender Wandel vollzogen hat. Will man diesen Wandel etwas vulgär, aber knapp und unmißverständlich benennen, so ist zu sagen, daß in der Nachkriegszeit bei uns eine *„Fangstruktur" bzw. ein „Fangprinzip"* vorherrschte und später, als die Fixer die Morphinisten der Nachkriegsjahre abgelöst hatten, das *„Kommprinzip"* die Zugangsweise bestimmt hat. Die folgende Übersicht zeigt diesen Wandel.

Strategiewandel im Reaktionssystem auf Opiatabhängigkeit

Zeitraum	Vorherrschendes Prinzip	Führende Therapie
1950 bis 1970	„Fangprinzip" therapieorientiert	Unterbringung auf geschlossenen Stationen psychiatrischer Kliniken
1975 bis 1980	„Kommprinzip" / Fangprinzip repressiv	Therapiekette
ab 1981	Kommprinzip / § 35 BtmG↓↑ / Fangprinzip repressiv	Langzeittherapie und ambulante Angebote

Mit dem „Fangprinzip", das bis Ende der 60er Jahre uneingeschränkt gültig war, jedenfalls im Land Berlin, ist konkret gemeint, daß damals die Polizei den als Opiatkonsumenten auffällig gewordenen Beschuldigten, meist einen sozial integrierten Bürger, in dessen Wohnung am frühen Morgen festnahm, ihn dann bei Dienstbeginn dem Gerichtsarzt zur Untersuchung zuführte und wir, auf Grund des Untersuchungsergebnisses, bei Feststellung einer Opiatabhängigkeit gutachtlich die stationäre Behandlung vorschlugen, die in der Regel durch den Haftrichter dann auch angeordnet wurde, gemäß § 126a der Strafprozeßordnung. Dieses Fangprinzip war durchaus therapeutisch intendiert. Völlig selbstverständlich war damals davon ausgegangen worden, daß Opiatabhängige ~~unzurechnung~~sfähig sind und man ihnen, hat man sie lokalisiert und gefangen, nur ~~Gutes~~ tut, wenn man sie auch gegen ihren Willen in psychiatrisch-stationäre Behandlung gibt und anschließend über 2 Jahre nachkontrolliert. Dieses Vorgehen lief in Berlin völlig routinemäßig ab, mit dem Effekt, daß fast alle unserer Patienten überlebten und dauerhaft drogenfrei wurden, sich auch sozial eingliedern konnten. Der präventive Effekt war beachtlich: Die Fälle wurden immer seltener und Mitte der 60er Jahre bestand die Berliner Rauschgiftstelle nur noch aus 2 Kriminalbeamten.

Auch unter diesen Zwangsbedingungen war der Kontakt zwischen den Gerichtsärzten und den amtlich zu betreuenden Klienten gut und vertrauensvoll (Bschor 1955).

Diese Kombination von therapeutisch intendiertem Fangprinzip und einer rigiden, scholastischen Form der Behandlung war in der damaligen Zeit nach Reichweite, Haltekraft und Effektivität optimal, auch völlig im Einklang mit deutscher Prinzipientreue und dem damals herrschenden Zeitgeist.

Diese Reminiszenz zielt nicht in Richtung auf eine Neuauflage einer solchen Fangstruktur, soll vielmehr dem besseren Verständnis dessen dienen, was später folgte.

Die weitere Entwicklung nach dem Aufkommen des Jugenddrogenproblems, also nach 1970, ist allgemein bekannt. Das Fangprinzip trat zwar nicht außer Funktion, war aber nun bei den zunehmenden Massen junger Fixer nicht mehr therapeutisch, vielmehr repressiv orientiert: Haft statt Psychiatrie, Strafe anstelle von Behandlung war die eine Schiene. Daneben, unabhängig vom Fangprinzip, begann sich das „Kommprinzip" durchzusetzen. Leidensdruck wurde als wichtige Bedingung für die erfolgversprechende Beratung angesehen und Freiwilligkeit als Voraussetzung für die Therapie gefordert.

Mit der Novellierung des Betäubungsmittelgesetzes (BtmG) und der Einführung des § 35 BtmG, „Therapie statt Strafe", wurde ab 1982 zwischen dem Fang- und dem Kommprinzip eine Verknüpfung hergestellt. Der gefangene und zu Haft verurteilte Betäubungsmitteltäter konnte sich aus eigenem Entschluß per Antrag zum Eintritt in eine von ihm selbst auszuwählende Therapie entschließen, sofern die verhängte Strafe die Zeit von 2 Jahren nicht überschritt. Obwohl inzwischen viel Zeit verstrichen ist, steht eine Bilanzierung der Folgen des § 35 noch aus. Das Bundesgesundheitsministerium hat zwar 1984 einen Forschungsauftrag zur Klärung der Frage der Effektivität des § 35 BtmG vergeben, doch sind Ergebnisse noch nicht bekannt.[3]

Bekanntlich war etwa ab 1975 bis vor wenigen Jahren das vorherrschende Behandlungsmodell die „Therapiekette", mit den Kettengliedern Beratungsstelle, Langzeittherapie und anschließender halbstationärer und ambulanter Nachsorge. Dieses Therapiekettenmodell ist genau so scholastisch wie die frühere stationär-psychiatrische Behandlung Opiatabhängiger. Dies wäre kein Nachteil, wenn sich beweisen ließe, daß damit der Betäubungsmittelmißbrauch bei den Fixern ebenso eindrucksvoll zurückzudrängen ist, wie dies damals hinsichtlich der Morphinisten der Fall war.

Bekanntlich ist aber die Reichweite dieses lange favorisierten „Königswegs" der Therapie völlig unzureichend. Weniger als 5% der Zielpopulation wurden damit pro Jahr zeitweise und vielleicht 1–2% dauerhaft der Drogenszene entzogen.

Der nächste Paradigmawechsel war somit auf die Dauer nicht zu vermeiden, v. a. nachdem die geradezu explosive Durchseuchung der intravenös Drogenabhängigen die Nachteile einer *ausschließlich* auf das Therapiekettenprinzip gestützten Strategie völlig evident machte. Die Stichworte des neuen Paradigmas lauten: Diversifizierung, niedrigschwellige Angebote, ambulante Therapieformen, auf spezielle Zielgruppen wie drogenabhängige Prostituierte oder süchtige Schwangere abgestimmte Hilfen, Wohnprojekte speziell für Frauen oder speziell für Aidskranke Fixer.

Der *heutige Standort* der Bekämpfungs- und Behandlungsstrategie ist somit dahingehend zu präzisieren, daß nach wie vor die Verknüpfung des Fangprinzips mit dem Kommprinzip gilt, aber durch eine breitere Auffächerung der drogenfreien Angebote mehr Betroffene als bisher zum Kommen veranlaßt werden sollen. Ist dies nun eine Position, die wirklich trägt, oder handelt es sich vielleicht nur um eine vage Hoffnungsvision?

---

[3] Bericht der Bundesregierung über die gegenwärtige Situation des Mißbrauchs von Alkohol, illegalen Drogen und Medikamenten in der Bundesrepublik Deutschland. Drucksache 10/5856 vom 16. Juli 1986.

Solche Zweifel verstärken sich, nimmt man die Einschätzung der Gefahrenlage durch so erfahrene Epidemiologen wie Velimirowic (1987) zur Kenntnis. Er schreibt: „Die HIV-Antikörper-positiven Fixer sind die größte und am wenigsten beeinflußbare Gruppe der Verbreiter der Epidemie. [...] Die Gesellschaft gibt überhaupt nicht oder nur sehr ungern zu, daß sie mit dem Drogenproblem nicht zurechtkommt. Es wäre an der Zeit, und AIDS wäre der Anlaß, die gesamte Strategie der Drogensuchtbekämpfung (und nicht nur die Arbeit der Zentren, Therapie und Rehabilitation) neu zu bedenken." Velimirowic traut den Entscheidungsträgern indes auf diesem Gebiet nicht allzuviel zu: „Dazu [nämlich zum Neudurchdenken der Strategie] wird es aber aller Wahrscheinlichkeit nach in keinem überschaubaren Zeitraum kommen."

Immerhin, eines wurde erreicht: Der Glaube, daß ein nach den Regeln der Scholastik autoritär durchgesetztes und mit Machtmitteln zum Königsweg erklärtes Beratungs- und Behandlungssystem die Lösung sein könne, ist dahingeschwunden. Relativ schnell ist auf diesem Heilkundegebiet der Punkt erreicht worden, da nicht mehr der Glaube an eine bestimmte Heilmaßnahme, vielmehr nur noch der *Nachweis der Wirksamkeit* gilt. Es kann damit gerechnet werden, daß diejenigen Therapeuten, welche nicht dokumentieren können, daß ihr Vorgehen mehr nützt als schadet, Gefahr laufen, entweder als Scharlatane dazustehen oder vom Brotkorb verdrängt zu werden. Konkurrenz könnte möglicherweise deshalb auf diesem Gebiet Impulse geben. Transparenz ist gefragt.

Monitoring von Therapieprojekten

Zweitens ist also zu fragen, ob Chancen bestehen, zu wissenschaftlich überzeugenden Erkenntnissen über die Wirkungen bestimmter Beratungs- und Behandlungsansätze bei Drogenabhängigkeit kommen zu können. Konkret heißt dies, festzustellen und zu dokumentieren, wie die Haltekraft eines Projekts aussieht, welcher Prozentsatz der Zugänge nach einer bestimmten Zeit noch im Programm ist, welcher Anteil die Programmphasen regulär durchläuft, wie die Folgemortalität sowohl bei den Abbrechern als bei den Durchläufern aussieht und welcher Anteil der Behandelten das Therapieziel erreichen konnte (Bschor 1986). Auch die Serokonversionsquote bedarf des Monitoring (Paschelke et al. 1987).

An der dringenden Notwendigkeit eines solchen Monitoring der Verläufe – und zwar unselektierter Kohorten – kann nicht mehr ernstlich gezweifelt werden. Sieht man sich nach entsprechenden Auswertungen um, so sind Ansätze zu finden. Zu verweisen ist auf den Tagungsband *Langzeitverläufe bei Suchtkrankheiten* (Kleiner 1986). Langzeitkatamnesen an vollständigen Zugangskohorten, unter Einschluß auch der Frühabbrecher, fehlen fast völlig. Die Dokumentation der Schicksale der Frühabbrecher wäre aber wichtig, da diese Klienten in der Szene untertauchen und nicht selten bald nach dem Entweichen, bei normalisierter Toleranzlage, an Überdosen sterben oder bei einem in der Szene bald gefundenen Geschlechtspartner Unterschlupf finden und dann, falls der Untergetauchte oder Partner Virusträger ist, zur Weiterverbreitung der HIV-Infektion beitragen.

Der erste Schritt bei jeder ernsthaften Bemühung um ein Projektmonitoring ist jedenfalls die Ermittlung der Haltekraft. Die Dokumentation der Haltekraft und

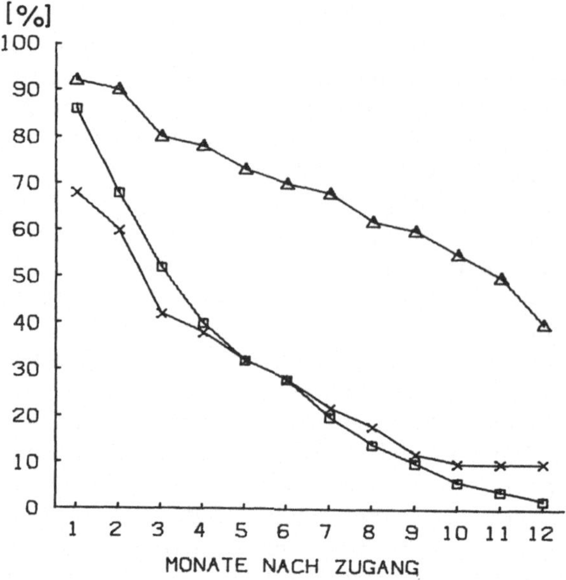

MONATE NACH ZUGANG

Abb. 2.   Projektbezogene Haltekurven.   △———△ Verbleiben der Klienten im ambulanten „Clean"-Nachweisprogramm der Forschungsgruppe Drogenprobleme des Instituts für Rechtsmedizin der FU Berlin (n = 129; Bschor 1986). ◲———◲ Erhebungen bei einem süddeutschen Langzeitprogramm (n = 108; Kunz u. Kampe 1985). x———x Verbleib amerikanischer Opiatabhängiger in therapeutischen Gemeinschaften (n = 578; De Leon 1984)

die Umsetzung in eine übersichtliche Grafik ist einfach und von jeder ambulanten oder stationären Einrichtung mühelos zu leisten. Benötigt wird eine Zugangsliste und die Notierung des Zeitpunkts des Abgangs des Klienten aus dem Programm. Dann wird festgestellt, wer am Ende des 1., des 2. usw. Monats noch im Programm ist. Daraus ergibt sich die Haltekurve. Beispiele für Haltekurven sind in Abb. 2 wiedergegeben.

Die unteren beiden Kurven betreffen Langzeitprogramme in therapeutischen Wohngemeinschaften. Eine Kurve stammt aus der Zusammenfassung der Verläufe von 578 Klienten US-amerikanischer Wohngemeinschaften für Heroinabhängige, die andere aus einer süddeutschen Wohngemeinschaft, wahrscheinlich Aiglsdorf. Die Angaben für die deutsche Wohngemeinschaft sind ohne Benennung der Einrichtung in der Zeitschrift *Suchtgefahren* 1985 von Kunz u. Kampe veröffentlicht worden. Man erkennt, daß sich diese beiden Haltekurven ähnlich sind. Charakteristische Merkmale sind der steile Abfall der Kurve während der ersten Monate und der geringe Prozentsatz der „Durchläufer". Die obere Haltekurve stammt vom ambulanten „Clean"-Nachweisprogramm meiner Arbeitsgruppe. Der Verlauf ist hier deutlich flacher, ein Hinweis, daß die Haltekraft außerstationärer Ansätze vorzeigbar ist und somit drogenfreie ambulante Ansätze ihre Berechtigung haben.

Ein weiterer wichtiger Parameter bei allen Kohortenstudien ist die Mortalität. Leider werden, was die Sterblichkeit Drogenabhängiger betrifft, immer wieder Phantasiewerte in die Diskussion eingebracht, die sich bei einer empirischen Nachprüfung als falsch erweisen. Als 1979 *Der Spiegel* (49/1979) unter Bezug-

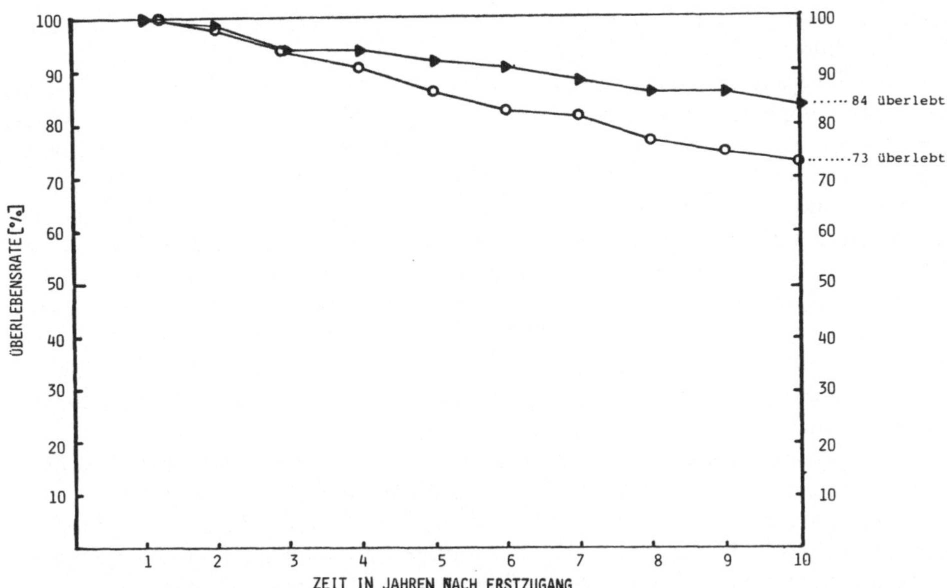

Abb. 3. Überlebenskurven Opiatabhängiger der Zugangsjahre 1969–1974 (Bschor 1986).
▶—▶ Gutachtenfälle (n = 100); ○—○ Beratungsfälle (n = 100)

nahme auf Keup meldete, die Sterblichkeit Heroinabhängiger läge bei jährlich 10% und innerhalb eines Jahrzehnts sei deshalb ein Zugangsjahrgang Heroinabhäniger ausgestorben, wurde in meinem eigenen Arbeitsbereich den Schicksalen der Zugänge der frühen 70er Jahre zur Prüfung der wirklichen Verhältnisse nachgegangen. In Abb. 3 sind die Ergebnisse dieser Zehnjahreskatamnese wiedergegeben. Die obere Kurve bezieht sich auf forensische Begutachtungsfälle, die untere auf Betreuungs- und Vermittlungsfälle, ausschließlich Drogenabhängie des Opiattyps, jeweils laufende Zugänge. Von den forensischen Fällen waren innerhalb dieser 10 Jahre 16 gestorben, von den Betreuungs- und Vermittlungsfällen in der gleichen Zeitspanne 27. Somit ist die jährliche Sterblichkeit bei der einen Kohorte mit 1,6%, bei der anderen mit 2,7% ermittelt worden. Wichtig an diesem Ergebnis war v. a. der Nachweis, daß auch in Mitteleuropa, wie in allen westlichen Industrieländern, die Heroinsucht zwar eine höchst gefährliche und die Lebenserwartung vieler Betroffener durchaus mindernde Gesundheitsstörung ist, indes keine Rede davon sein kann, daß mit der Diagnose Heroinsucht sozusagen bereits das Todesurteil ausgesprochen ist (Bschor u. Wessel 1983; Bschor 1986).

Es sei, auch aus Zeitgründen, darauf verzichtet, mit Beispielen zu belegen, daß auch heute wieder mit Phantasiewerten über Mortalitäsquoten gearbeitet wird, v. a. in der Diskussion des Pro und Kontra von zu Methadonprogrammen. Wer diese Diskussion seriös führen möchte, kann nur Mortalitätsquoten als verläßlich akzeptieren, die durch Follow-up-Studien an definierten Zugangskohorten ermittelt worden sind.

Die HIV-Pandemie unter Drogenabhängigen und die dadurch verursachte Häufung Aids-bedingter Todesfälle wird künftig zweifellos die Ermittlung von Mortalitätsparametern bei Follow-up-Studien erschweren, falls nicht seitens der Aids-Überwachungszentren ein gangbarer Weg gefunden wird. Bisher wurden die meisten Drogentoten gerichtlich obduziert, wodurch Auswertungen zu Mortalitätsfragen möglich waren. Nun sterben aber auch bereits Fixer an Aids in Krankenhäusern und werden dort von Pathologen obduziert. Diese kausal auf Drogenmißbrauch zurückgehenden Todesfälle gelangen weder zur Kenntnis der Rechtsmediziner noch werden sie vom Bundeskriminalamt erfaßt. Damit gewinnt die Empfehlung der Expertengruppe der Weltgesundheitsorganisation, daß sich künftig die Medizin stärker auf dem Drogengebiet engagieren und v.a. auch langfristige Verlaufsstudien an größeren Kohorten Betroffener durchführen sollte, besonderes Gewicht. Eine der Aufgaben des Aids-Zentrums des Bundesgesundheitsamts wird sein, Wege aufzuzeigen, auf welche Weise bei den unerläßlichen Kohortenstudien der äußerst wichtige Parameter Mortalität zuverlässig ermittelt werden kann.

Es ist sicher kein Zufall, daß die wenigen publizierten Auswertungsstudien über Therapiefolgen bei Suchtkranken fast ausschließlich aus ärztlich geleiteten Einrichtungen stammen. Dies ist leicht verständlich, wenn man die große Bedeutung der Schweigepflicht und des Datenschutzes bei solchen Follow-up-Studien bedenkt. Im ärztlichen Bereich ist die Weitergabe patientbezogener Informationen zwischen den Stellen, die vom Patienten nach und nach durchlaufen werden, verläßlich geregelt. Die Patienten können auf die Schweigepflicht des Arztes und des medizinischen Personals bauen. Welche Regeln dagegen in bezug auf die Datenübermittlung zwischen psychosozialen Beratungsdiensten, therapeutischen Wohngemeinschaften und nichtärztlichen Nachsorgeeinrichtungen gelten und auf welche Weise der Geheimnisschutz gesichert wird, ist schwer zu durchschauen. Noch prekärer wird es, wenn wissenschaftliche Langzeitstudien bei Drogenklienten sozialwissenschaftlichen Begleitforschern anvertraut werden, ein Ansatz, der bei HIV-infiziertem Klientel mehr als problematisch ist und nicht empfohlen werden kann.

Wer also den Standpunkt vertritt, daß auf dem Gebiet der Behandlung Drogenabhängiger Forschung dringlich ist, muß fordern - wie das die Experten der WHO auch tun -, daß sich die Medizin auf diesem Gebiet künftig weit stärker als bisher engagiert. Das medizinische Engagement kann sich dabei nicht auf die Forschung im virologischen Laboratorium beschränken. Vielmehr werden wohl noch viele Jahre lang mindestens gleich große Anstrengungen der deutschen Ärzteschaft im patientenbezogenen und im präventiven Bereich nötig sein.

Arzt und Suchtpatient

Aber wie ist nun diese Rolle des Arztes im unübersichtlichen Feld der Beratung, Behandlung und Betreuung Süchtiger zu definieren? Ist der Arzt flankierender Helfer des nichtärztlichen Suchtexperten? Oder ist die nichtärztliche Kraft flankierender Helfer unter ärztlicher Leitung? Zweifellos sind beide Varianten denkbar.

Wenn man die gewachsenen Strukturen im Suchtbereich genauer betrachtet, so erscheint die Annahme unrealistisch, das medizinische System - also niedergelassene Ärzte im Verbund mit Kliniken, Kureinrichtungen und dem öffentlichen Gesundheitsdienst - könnte den gesamten Suchtbereich kompetent betreuen. Im

Behandlungsfeld Alkoholismus ist medizinische Kompetenz durchaus vorhanden, in bezug auf die jungen Drogenabhängigen mangelt es dagegen der deutschen Medizin bisher an hinreichender Erfahrung.

Wenn es richtig ist, daß Drogenabhängige diejenigen HIV-Infizierten sind, welche den Virustransfer in die Normalbevölkerung und in die nächste Generation am stärksten fördern, und wenn die These stimmt, daß die Reichweite des heutigen Beratungs- und Behandlungssystems für dieses Klientel völlig unzureichend ist, so spricht doch alles dafür, daß sich *sowohl die Medizin als auch die psychosozialen Dienste* gemeinsam anstrengen sollten, die Gefährdeten aus dem Kreis der Drogenpatienten in großem Umfang so früh wie möglich zu erreichen. Die Methadondebatte ist zwar angesichts der erkannten Größe des Risikos kräftig aufgelebt. Doch von Ersatzdrogen allein ist angesichts der heutigen hohen Seroprävalenzrate ein nachhaltig präventiver Effekt nicht mehr zu erwarten. Breit angelegte differenzierte Anstrengungen sind nötig.

Sehr wichtig wäre es, Heroinerstkonsumenten möglichst frühzeitig zu erreichen, um wenigstens diesen jungen Menschen die HIV-Infektion mit all den traurigen Folgen zu ersparen. Man sollte – unter Beibehaltung des gekoppelten Fang- und Kommprinzips – dafür sorgen, daß den in Heroinabhängigkeit geratenen jungen Leuten nicht erst nach einem langen Leidensweg der Übertritt in die Therapie angeboten wird, vielmehr unmittelbar im Anschluß an das erste Auffälligwerden, analog dem Vorgehen bei den Morphinisten während der Nachkriegsjahre. Einzurichten wäre eine zentrale Serviceeinrichtung mit kompetentem medizinischen und sozialtherapeutischen Personal, das sowohl alle freiwillig um Hilfe nachsuchenden Betroffenen als auch die von der Polizei zugeführten Klienten nach eingehender Untersuchung optimal zu informieren und beraten hätte. Eine schriftliche Zusammenfassung (Gutachten) müßte noch am Untersuchungstag dem Betroffenen ausgehändigt werden, v.a. den über die Polizei vermittelten Klienten, damit sich der Haftrichter sinnvolle Gedanken über die weitere Gestaltung des Verfahrens machen kann, außerdem der Betroffene verläßlich informiert ist, wo er welche Art von Hilfe erwarten kann. Ein solches Vorgehen setzt natürlich voraus, daß in der Region ein qualifizierter Angebotsfächer mit hoher Akzeptanz und Haltekraft vorhanden ist, unter Einschluß auch medikamentengestützter Programme.

Multidisziplinäre Teams aus Ärzten und Fachkräften der Sozialberufe könnten sich für solche Aufgaben ohne besondere Schwierigkeiten konstituieren. Die Fachleute dieser Serviceeinheit könnten im übrigen den Therapieanbietern der Region, einschließlich der Ärzteschaft, beim unerläßlichen Monitoring (s. oben) mit Rat und Tat zur Seite stehen. Beispiele für solche zentralen Dienste für Drogenabhängige gibt es in mehreren nahegelegenen Metropolen des Auslands, so in London, Amsterdam und Zürich.[4]

Welche psychosozialen Hilfen für Drogenabhängige nötig sind, hängt völlig vom Einzelfall ab. Auf jeden Fall haben sie mit der Absicht zu tun, dem Klienten bei der Neuordnung seiner Lebensführung beizustehen, weg vom riskanten illega-

---

[4] London: St. Thomas Hospital, St. George Hospital und weitere Kliniken. Amsterdam: Drugdepartment GG en GD, Valcenierstraat 2. Zürich: Sozialpsychiatrischer Dienst der Psychiatrischen Universitätsklinik, Militärstr. 8.

len Betäubungsmittelmißbrauch mit den bekannten gefährlichen und auch die Allgemeinheit gefährdenden Begleiterscheinungen, hin zu einer geordneten Lebensführung außerhalb der Drogenszene.

Nach eigenen Erfahrungen trifft in bezug auf die noch jungen Drogengefährdeten das Schlagwort vom „hilflosen Helfer" nicht zu. Gerade die noch jungen Suchtklienten mit ihren entwicklungsbedingten Ambivalenzen sind einer auf Steuerung der Lebensführung hinzielenden Beratung und Betreuung sehr wohl zugänglich, nicht zuletzt gerade wegen ihrer Unreife, ihrer Ich-Schwäche, ihres ungefestigten Selbstvertrauens und ihrer oft verzweifelten Suche nach Identität. Viele dieser Klienten sind außerordentlich anhänglich, wenn sie erst spüren, daß ihnen die Betreuung auch hilft.

Im eigenen Arbeitsbereich ging es in erster Linie um Hilfen zur sozialen und beruflichen Eingliederung bei Klienten, die selbst den Wunsch hatten, drogenfrei zu bleiben und dies auch belegen wollten („Clean"-Nachweis). Für die konkreten Schritte der Eingliederung erwiesen sich dabei die Hilfen durch Personen des sozialen Nahraums der Klienten als besonders wichtig und erfolgreich: die Eltern oder andere Angehörige, der Freund oder die Freundin, Berufskollegen, Vorgesetzte, Bekannte. Wichtig sind aber auch die der Allgemeinheit zugänglichen Beratungsdienste einschließlich der Arbeitsämter mit ihrem Förderungssystem für Aus- und Weiterbildung und berufliches Training. Sackstein, ein Experte des Genfer Internationalen Arbeitsamts, hat 1982 auf diesen Aspekt nachdrücklich aufmerksam gemacht, gerade auch im Blick auf junge Drogenabhängige. Er meint, daß die Güte und Reichweite generell für die Jugend vorgesehener Förderungssysteme weit wichtiger als die Sondereinrichtungen sind. Der Vorteil des allen zugänglichen Förderungssystems ist die größere Breite des Angebots und v. a. die Vermeidung von Stigmatisierung und Aussonderung.

Immer wieder war zu beobachten, wie der drogenfrei gewordene Klient auf dem allgemeinen Stellenmarkt und über generell verfügbare Ausbildungsangebote, manchmal gestützt auf den „Clean"-Nachweis, eine Berufsperspektive und damit auch eine positive Lebensperspektive fand.

Mitteilenswert erscheint die Erfahrung, daß man in bezug auf Hilfe auch zuviel tun kann. Mit besonders nachhaltiger Förderung („Einschleusen durch Protektion") kann der eine oder andere überfordert sein. Eine allzu protektive Lenkung ist jedenfalls riskant.

Geht es nun um Hilfen für ältere „chronifizierte" Heroinfixer, die einen bereits langjährigen Leidensweg mit mehrfacher Haft, mehrmals versuchter und fehlgeschlagener Langzeittherapie oder Klinikaufenthalten, womöglich mit bereits erfolgter HIV-Infektion oder gar bereits mit Zeichen von Aids hinter sich haben, so sieht die Lage anders aus. Vor welch schwierigen Problemen dann der Helfer steht, hat Butzko in mehreren Beiträgen (1985, 1987), gestützt auf eine lange Beratungserfahrung, eindrucksvoll beschrieben. Er legt begründet dar, daß sich für viele dieser in einer verzweifelten Lage befindlichen schwer Kranken nur Perspektiven eröffnen, wenn auch in der BRD medikamentengestützte Programme im regionalen Angebotsfächer verfügbar sind.

Wer den Gang der Ereignisse während des Jahres 1987 genauer verfolgt hat, könnte dagegen einwerfen, daß doch durch die Entschließung der Konferenz der Gesundheitsminister der Länder vom März 1987 für diese besonders stark betroffene Kategorie langjährig Drogenabhängiger ein Weg aufgezeigt worden sei.[5] Es heißt in dieser Entschließung: „In ärztlich begründeten Einzelfällen kann unter strenger Kontrolle die Gabe von Betäubungsmitteln notwendig sein." Dieser Bemerkung kann indes kaum mehr als eine Alibifunktion beigemessen werden. Kein niedergelassener Arzt kann sich allein eine Entscheidung darüber zutrauen, ob denn der hilfesuchende Abhängige ein solcher „Einzelfall" sei, noch weniger kann er die „strenge Kontrolle" leisten, schon gar nicht die bei solchen Patienten unerläßlich sozialen und materiellen Hilfen anbieten oder vermitteln. Wenn überhaupt, dann können die leider sehr zahlreich gewordenen chronifizierten Drogenabhängigen („Altfixer") nur von erfahrenen Mitarbeitern im Rahmen einer gut ausgestatteten Fachambulanz, also via „Programm", vernünftig betreut werden. Aber gerade die Zulassung von „Programmen" für medikamentengestützte ärztliche Hilfen wird von politischer Seite zu verhindern versucht. Zu befürchten ist also, daß damit der einzige Weg verbaut wird, über den die im Drogenbereich noch weithin unerfahrene deutsche Ärzteschaft allmählich den Zugang zu einem gesundheitspolitisch zentralen und auch kurativ immer wichtiger werdenden Aufgabengebiet finden könnte.

Dies ist besonders bedauerlich, weil heute reelle Chancen für niedergelassene Ärzte bestehen, sich mit Aussicht auf Erfolg mit Drogenabhängigen ambulant befassen zu können. Das alte Dogma vom Primat der stationären Therapie für Suchtkranke gilt nicht mehr; auch auf diesem Feld hat sich die Forderung „ambulant vor stationär" durchgesetzt. Ferner läßt die neue Gebührenordnung erhoffen, daß dem niedergelassenen Arzt die „sprechende Medizin" auch insoweit vertraut wird, als er künftig den nötigen längeren Gesprächen mit Kranken aus dem Drogenklientel nicht mehr aus Wirtschaftlichkeitsgründen aus dem Weg gehen muß. Ohne eine kompetente Fachambulanz in der Region wird es aber kaum gehen. Nur die in einer leistungsfähigen Klinik mit Forschungsambitionen verankerte Fachambulanz kann die auf diesem schwierigen Gebiet unerläßliche Forschung betreiben. Nur dort können die Fachleute heranreifen, welche kompetente Fortbildung anbieten können. Und nur dem Team einer solchen Fachambulanz wird es – mühsam genug – in manchen Fällen gelingen können, auch für die erwähnten langjährig Abhängigen mit HIV und Aids die nötige umfassende ärztliche und soziale Hilfe zu leisten.

---

[5] Bei den jetzt fälligen Entscheidungsprozessen käme den Beschlüssen der deutschen medizinischen Fachgesellschaften ein besonderes Gewicht zu. Nur über deren Gremien könnte rasch geklärt werden, welche Servicestrukturen, Präventionsstrategien und Behandlungsformen als berufsgerecht zu bewerten sind. Nur so kann auf diesem extrem schwierigen und sensiblen Arbeitsfeld abgesichert werden, daß der engagiert tätige Arzt nicht in Strafverfahren verwickelt wird, und könnte somit überhaupt erst das vorhandene ärztliche Hilfepotential verfügbar werden. Erst *nach* einer solchen Klärung der ärztlichen Positionen kann von der politischen Ebene das Nötige zur Realisierung einer effektiven Strategie erwartet werden, über die heute üblichen bemühten öffentlichen Appelle an das Verantwortungsbewußtsein und die Vernunft der Bevölkerung hinaus.

Schlußfolgerungen

Wir müssen erkennen, daß die heute bereits stark mit dem Aids-Virus durchseuchten intravenös Drogenabhängigen zu einem brisanten Problem geworden sind. Dieses Klientel als epidemiologische Zeitbombe zu bezeichnen, ist keine Panikmache, vielmehr Verdeutlichung der Realität. Nichts führt an der Tatsache vorbei, daß die heute bereits an Aids Erkrankten und die vielen der noch zu erwartenden Kranken aus diesem Klientel *nur* vom Arzt nach dem jeweils neuesten Stand und mit einigen Chancen zu Linderung ihrer Leiden behandelt werden können. Aber ebenso darf auch die psychosoziale Seite nicht vernachlässigt werden. Die weiteren Schritte sind damit vorgezeichnet: Die Verbände der psychosozialen Dienste werden nicht umhinkönnen, künftig Ärzte stärker als bisher zu Rate zu ziehen, und wenn ich richtig informiert bin, tun sie dies auch bereits. Andererseits werden sich die Ärzte – die stationär tätigen Kollegen wie die nachbetreuenden niedergelassenen Ärzte – der Mitarbeit von psychosozialen Diensten versichern müssen. Angesprochen ist also die Gestaltungskraft sowohl der Spitzenverbände der freien Träger als auch der Ärzteschaft, und nicht zuletzt auch der Gestaltungswille der Politiker.

Vor der Entwicklung von Konkurrenz auf diesem Gebiet sollten wir keine Angst haben, da auch hier – wie auf so vielen Gebieten – der Wettbewerb Impulse gibt, die den Betroffenen, unseren Patienten, nur nützen können.

Literatur

Bschor F (1955) Zur Frage der Rückfallverhütung bei Süchtigen. Dtsch Z Ges Gerichtl Med 44: 41–49

Bschor F (1986) Relevant parameters in long-term outcome of cohorts of opiate addicts. Procedings of the 3rd Workshop on Drug Policy Oriented Research, December 19th and 20th in Rotterdam. Instituutspublikatie nr 72, Inst. Preventieve en Sociale Psychiatrie, Rotterdam

Bschor F (1987) Zur Revision des Abstinenzparadigmas in der Behandlung Suchtkranker. Ambulante medikamentengetützte Therapie, ein möglicher ärztlicher Beitrag zur AIDS-Prävention. Dtsch Med Wochenschr 112: 907–909

Bschor F, Schneider V (1986) Increase of HIV-infections in drug associated deaths in Berlin West. European Community Workshop „Epidemiology of HIV-Infections in Europe. Spread among intravenous drug abusers and the heterosexual population", 13.11. 1986, Berlin

Bschor F, Wessel J (1983) Zur Überlebensquote Drogenabhängiger, Langzeitanalyse bei 530 Ambulanzklienten der Zugangsjahre 1969 bis 1977. Dtsch Med Wochenschr 108: 1345–1351

Butzko H (1985) Der Slogan „Therapie statt Strafe", für Drogenabhängige, eine Illusion? Bewährungshilfe 32: 61–72

Butzko, H (1987) Methadon und Drogenarbeit. Bewährungshilfe 34: 306–316

De Leon G (1984) Program-based evaluation research in therapeutic communities. NIDA Research Monograph Series

Kleiner D (Hrsg) (1986) Langzeitverläufe bei Suchtkrankheiten. Springer, Berlin Heidelberg New York Tokyo

Kunz D, Kampe H (1985) Zum Problem des Therapieabbruchs von Heroinabhängigen. Suchtgefahren 31: 146–154

Paschelke, G, Altvater-Kremer WD, Meyer WD, Kremer H (1987) HTLV-III antibody prevalence among young delinquent drug abusers in long-term residential treatment at a North-German drug clinic. Klin Wochenschr 65: 22–26

Rex R, Köhler H (1986) Increase of HIV-seroprevalence among imprisoned IVDA. European

Community Workshop „Epidemiology of HIV-Infections in Europe. Spread among intravenous drug abusers and the heterosexual population", 13.11. 1986, Berlin
Sackstein E (1981) Drugs and youth, an international perspective on vocational and social reintegration. Bull Narc 33: 33–45
Schmitz-Moormann K (1987) Suchtkrankenhelfer zwischen Theorien- und Therapienvielfalt. In: Sucht und „Helferszene", Heft 15 der Schriftenreihe „Aktuelle Orientierungen: Suchtgefahren". Hoheneck, Hamm
Stauber M, Schäfer A, Löwenthal D, Weingart B (1986) Das AIDS-Problem bei schwangeren Frauen – eine Herausforderung für den Geburtshelfer. Geburtshilfe Frauenheilkd 46: 201–205
Stille W, Helm EB (1987) AIDS die derzeitige Bedrohung, Folgerungen und Konsequenzen. Dtsch Ärztebl 84: 206–207
Velimirowic B (1987) AIDS und Drogenabhängigkeit aus der Sicht des Epidemiologen. AIDS Forsch 2: 323–334

Drogenpolitik und Drogenhilfe in den Niederlanden

M. J. Hoekstra

Einführung

Die Niederlande werden von der internationalen Presse oft als *das* Land des Drogenhandels und des Drogenmißbrauchs abgestempelt. Dadurch entsteht der Eindruck, als seien bei uns die Probleme größer als sonstwo in Europa. Daß dies nicht der Wahrheit entspricht, werde ich Ihnen schildern. Auf den Drogenhandel an sich werde ich nicht näher eingehen. Trotz verschärfter Kontrolle der See- und Flughäfen bestätigen die Niederlande doch in dieser Hinsicht ihren Ruf, ein zentrales Land für den Transithandel zu sein.

In den Niederlanden werden in der Drogenpolitik im allgemeinen und in den Präventivmaßnahmen im besonderen andere Schwerpunkte gesetzt als in den übrigen europäischen Staaten, darunter auch die Bundesrepublik Deutschland. Die spezifisch niederländische Drogenpolitik wird von den Behörden und privaten Landesverbänden, bei denen ich beschäftigt bin, als erfolgreich eingestuft. Dies bedeutet nicht, daß wir *die* Lösung für das Drogenproblem gefunden haben oder daß es kein Drogenproblem mehr gibt. Aber für den Abscheu oder das Mitleid, die uns oft entgegengebracht werden, gibt es keinen Grund, ebensowenig wie für den Zustrom von Drogenabhängigen, die durch täuschende Berichte in der Presse glauben, in den Niederlanden ungestört und problemlos Drogen konsumieren zu können.

Ich schätze es sehr, daß Herr Professor Dr. Staak mich zu diesem Symposion eingeladen hat und mir die Möglichkeit gegeben hat, den Sachverhalt in meinem Land darzulegen. Dadurch, daß ich mir die Vorträge der anderen Redner mit den anschließenden Diskussionen anhöre, lerne ich meinerseits viel von der Art und Weise, wie Sie versuchen, das Drogenproblem in Ihrem Land in den Griff zu bekommen. In meinem Vortrag werde ich eine Übersicht der niederländischen Drogenpolitik, der Drogenhilfe sowie der verschiedenen Drogenprogramme geben. Erstmals kann ich mich dabei auf statistische Daten beziehen, die seit 1986 bei den Alkohol- und Drogenberatungsstellen durch das Nationale Alkohol- und Drogeninformationssystem (LADIS) gesammelt wurden. Ein wesentlicher Unterschied zwischen der deutschen und niederländischen Drogenhilfe ist der Einsatz von Methadon. Die Verteilung dieses Mittels nimmt einen nicht unwesentlichen Platz innerhalb der Drogenhilfe ein. Methadon ist aber kein Allheilmittel und auch nicht mehr als ein Teil der angebotenen Hilfe. Ich werde deshalb sehr gerne auf das Methadon„behandlungssystem" (Professor Dr. Bschor) eingehen im Hinblick auf die Drogenpolitik in den Niederlanden.

Ausgangspunkt der niederländischen Drogenpolitik ist die Normalisierung. Die Drogenpolitik ist in den Niederlanden von Sachlichkeit bestimmt. Probleme der Drogenabhängigen, deren nächster Umgebung und die daraus resultierende Kriminalität werden oft verglichen mit den Folgen des Alkoholmißbrauchs, des Rauchens und des Glückspiels. Dies hat eine relativierende Wirkung. Nach unseren Schätzungen gibt es z.Zt. in den Niederlanden 20000 Drogenabhängige, die illegale harte Drogen (Heroin, Amphetamin, Kokain) konsumieren, 300000–800000 Niederländer mit schweren Alkoholproblemen und 150000 Drogenabhängige, die durch Ärzte legal mit Drogen versorgt werden.

Außerdem schätzt man die Zahl der Personen, die schwere Probleme mit ihrer Spielleidenschaft haben, auf etwa 30000–40000. Auf das Sozialklima sind die Auswirkungen des Drogenmißbrauchs (u.a. Kriminalität) enorm. Die Folgen des Alkoholmißbrauchs und der Spielleidenschaft aber sind nicht weniger folgenschwer. Drogenmißbrauch zieht gesundheitliche Schäden nach sich. Dies gilt aber ebenso für Alkoholmißbrauch und Rauchen.

Die Reaktionen der Gesellschaft auf die obengenannte Problematik sind sowohl in den Niederlanden als auch in der BRD unterschiedlich. In beiden Ländern neigt man dazu, das Drogenproblem zu isolieren: Die Drogenproblematik läge auf einer anderen Ebene und sollte nicht mit den Mitteln bekämpft werden, die für die Kampagne gegen das Rauchen und den Alkoholmißbrauch verwendet würden.

Ein wesentlicher Unterschied zwischen beiden Ländern kommt in dem nachfolgenden Zitat des niederländischen Staatssekretärs von der Reijden (1986) zum Ausdruck: „Ein Grundprinzip in der niederländischen Drogenpolitik ist, daß unsere Handlungsweise darauf ausgerichtet sein muß, zu verhindern, daß die durch den Drogenmißbrauch verursachte Kriminalität größere Formen annimmt als der Drogenkonsum selbst." Untersuchungen haben gezeigt, welche physischen Probleme durch Drogenmißbrauch entstehen können. Dies sind die *primären Drogenprobleme*. Die Antwort der Gesellschaft lautete: „Entfernt die Drogen aus unserer Gesellschaft. Die internationale Gesellschaft hat sich für eine prohibitive Politik entschieden." Durch die Drogenpolitik verursacht, entstand ein blühender illegaler Wirtschaftszweig: Prostitution, Hehlerei und Verzweigungen bis in die Finanzwelt hinein. Dies alles hat in hohem Maße dazu beigetragen, daß der Drogenkonsum und -mißbrauch seinen heutigen Charakter erhalten hat.

Wir müssen einsehen, daß die Drogenabhängigen und die Gemeinschaft unter den zusätzlichen individuellen sozialen Problemen leiden, wie z.B. Prostitution, Unterernährung, Hepatitis und Kriminalität, die durch den illegalen Drogenkonsum verursacht werden. Dies sind die *sekundären Drogenprobleme*. Mittlerweile kann man Aids zu der Reihe der sekundären Drogenprobleme hinzufügen.

Ziel der niederländischen Drogenpolitik ist die „Normalisierung" und kulturelle Integration anstelle extremer Maßnahmen wie Zwangstherapie einerseits und Verteilung von Heroin oder Legalisieren des Drogenkonsums und -handels andererseits (I.S.A.D. 1985). Dies bedeutet, daß die Behörde eine abwartende Haltung in bezug auf die Einführung von speziellen Drogengesetzen einnimmt. Kriminalisierung, Stigmatisierung und Isolation der Drogenabhängigen müssen bekämpft werden. Drogenabhängige werden als verantwortliche Menschen angesehen, die als gleichwertige Personen zu behandeln sind. Sie müssen sich - genau wie andere

Menschen auch – Gesetzen beugen und Richtlinien beachten. Dies könnte man zusammenfassen in dem Ausdruck: „do ut des". Frei übersetzt heißt dies: „Du kannst von uns Hilfe und Unterstützung bekommen, wenn du dich an die Spielregeln hältst." Normalisierung bedeutet, daß man den Drogenabhängigen nicht übertrieben benachteiligt wegen des Drogenkonsums an sich, aber daß bei Kriminalität sehr wohl durchgegriffen wird (der Drogenabhängige muß über seine Taten Rechenschaft ablegen wie alle anderen Bürger auch).

Die Drogenproblematik in den Niederlanden

In den Niederlanden ist eine systematische epidemiologische Untersuchung des Drogenkonsums verschiedenster Art und der damit verbundenen Probleme immer noch nicht durchgeführt worden. Auf Grund von Berichten aus der Drogenhilfe ergibt sich folgendes Bild:

1) Die Zahl der Drogenabhängigen, die harte Drogen konsumieren, wird geringer.
2) Es existiert eine Gruppe von älter werdenden Heroinabhängigen, die neben Opiaten auch Alkohol, Kokain, Rohypnol und andere Benzodiazepine konsumieren.
3) Daneben gibt es eine Gruppe jüngerer Mehrfachdrogenabhängiger, für die Heroin nicht unbedingt an erster Stelle steht. Diese Jugendlichen gebrauchen v.a. viel Alkohol und Amphetamine. Sie stammen in erster Linie aus ethnischen Randgruppen und sozialschwachem Milieu. Die Jugend aus der Mittelklasse nimmt Drogen gegenüber eine kritische Haltung ein und konzentriert sich mehr auf Fitneß und Leistung als z.B. vor 10 Jahren.
4) Über Kokainkonsum wird mehr in der Presse berichtet, als man in den Beratungsstellen feststellen kann. Im Jahr 1986 wurden in den Beratungsstellen nur einige hundert Personen registriert, die kokainabhängig waren.
5) Der Cannabiskonsum nimmt ab. Man glaubt, daß Cannabiskonsum viel von seiner ursprünglichen Anziehungskraft verloren hat, weil es überall angeboten und als fast „legal" angesehen wird. Dies würde einen Erfolg der Normalisierungspolitik bedeuten.

Die Niederlande verfügen über 17 Alkohol- und Drogenberatungsstellen. Im Jahr 1986 haben diese Beratungsstellen auf nationaler Ebene ein Alkohol- und Drogeninformationssystem (LADIS) entwickelt; 13 der 17 Beratungsstellen haben im 1. Jahr ihre Daten eingesandt. Die folgende Übersicht zeigt anhand dieser Angaben einige Resultate.

Primäre Probleme in 17 Alkohol- und Drogenberatungsstellen im Jahre 1986 anhand der behandelten Fälle

Alkohol:	17000,
Heroin, Morphin, andere Opiate:	8000,
Cannabis:	300,
Kokain:	350,
Mehrere Drogen:	4000.

Man muß allerdings bei der Interpretation berücksichtigen, daß die großen regionalen Stadtverbände wie Den Hag, Rotterdam und Utrecht noch nicht an dieses System angeschlossen waren. Die LADIS-Daten beziehen sich auch nicht auf die Drogenabhängigen, die sich in klinischer Behandlung (Drogenkliniken) befinden, und auf Projekte für Prostituierte, ethnische Minderheiten und Tagesprogramme, die nicht von den Beratungsstellen durchgeführt werden.

Hilfeleistung

In den vergangenen 10–15 Jahren ist ein breit differenziertes Netzwerk von Hilfseinrichtungen und Programmen im Rahmen der allgemeinen Drogenpolitik entstanden. Es gibt etwa 250 Hilfseinrichtungen. Neben etwa 20 Drogenkliniken werden viele ambulante Programme angeboten, die von den Beratungsstellen (CAD) und kommunalen Verbänden organisiert werden. Diese Programme zielen nicht nur auf die Behandlung bzw. das Erreichen der Drogenfreiheit der Abhängigen, sondern auch auf die Verbesserung der psychischen, physischen und sozialen Bedingungen der Drogenabhängigen.

Die *sekundären Drogenprobleme* stehen dann im Mittelpunkt. Die Drogenfreiheit ist immer das anzustrebende Ziel. Wenn dies aber kurzfristig nicht erreichbar ist, sollte der Schaden möglichst gering gehalten werden. Das Leben des Drogenabhängigen wird u.a. durch die Verteilung von Methadon stabiler. Sozialarbeiter helfen, indem sie die Lebenssituation reorganisieren: Wohnen, Arbeit, soziale Verbindungen. Es gibt Hilfe für diejenigen, die strafrechtlich verfolgt werden oder inhaftiert sind. Es wird nach Behandlungsmöglichkeiten gesucht, die dem Lebensstandard des Drogenabhängigen entsprechen. Außerdem versucht man, die Drogenabhängigen zu motivieren, sich von einer Beratungsstelle informieren oder stationär in einer Drogenklinik behandeln zu lassen. Daneben kümmern sich Ärzte und Pflegepersonal um die Ernährung, Behandlung von Infektionen, Aufklärung usw.

Aids-Vorbeugung als Beispiel

Die Aids-Vorbeugung ist ein Musterbeispiel für diese Art der Hilfeleistung. Als diese Epidemie vor etwa 3–4 Jahren auch die Niederlande erreichte, wurde deutlich, wie wichtig die Drogenhilfe für Aids-kranke Betäubungsmittelkonsumenten ist. Im Durchschnitt ist die körperliche Verfassung der Aids-kranken Drogenabhängigen durch die medizinische und soziale Fürsorge sowie die Verabreichung von Methadon zufriedenstellend. Die Aids-Kranken werden durch Poster und Faltblätter in der Art der folgenden Beispiele aufgeklärt. Sie sind in ihrer Art der Darstellung auf ihre Zielgruppen abgestimmt und werden deshalb in den Augen vieler als ziemlich derb betrachtet.

Zusätzlich werden die Aids-Kranken noch durch persönliche Kontakte mit Ärzten, Pflegepersonal und Sozialarbeitern aufgeklärt. In den meisten Städten gibt es für Drogenabhängige die Möglichkeit, sich im Rahmen der Drogenhilfe oder in Apotheken ihre schmutzigen Spritzen durch saubere zu ersetzen. Auch Kondome

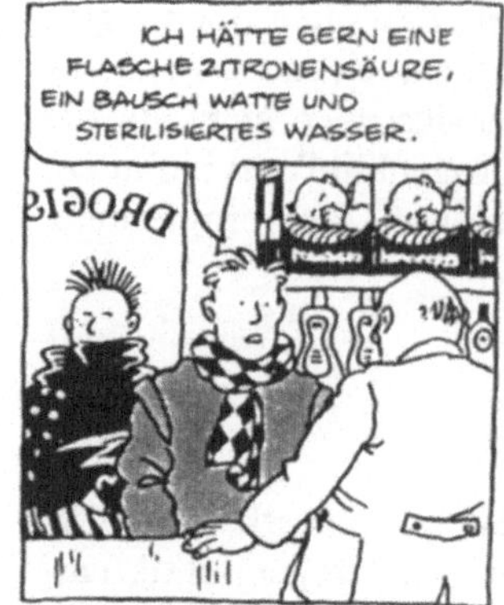

ICH HÄTTE GERN EINE FLASCHE ZITRONENSÄURE, EIN BAUSCH WATTE UND STERILISIERTES WASSER.
DROGIS

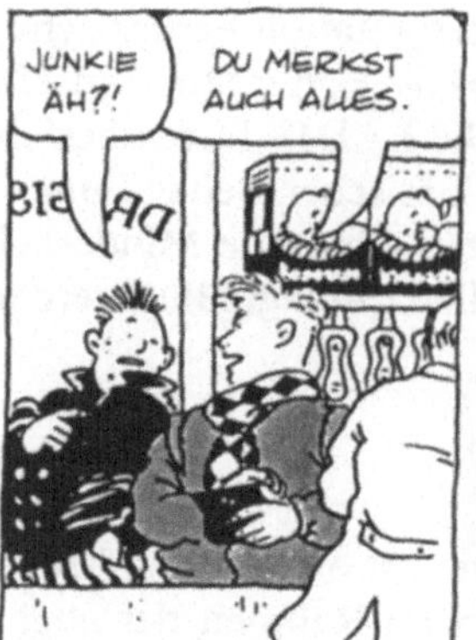

JUNKIE ÄH?!
DU MERKST AUCH ALLES.
DROGI

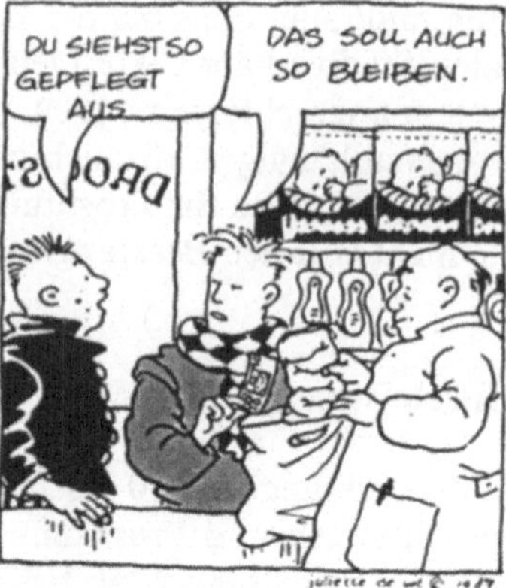

DU SIEHST SO GEPFLEGT AUS
DAS SOLL AUCH SO BLEIBEN.
DROGIS

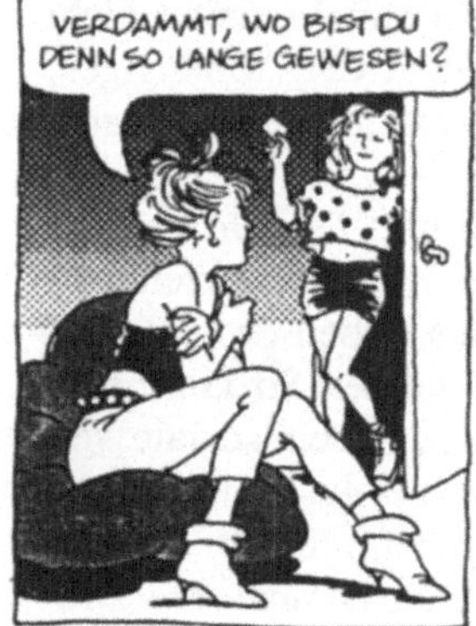

VERDAMMT, WO BIST DU DENN SO LANGE GEWESEN?

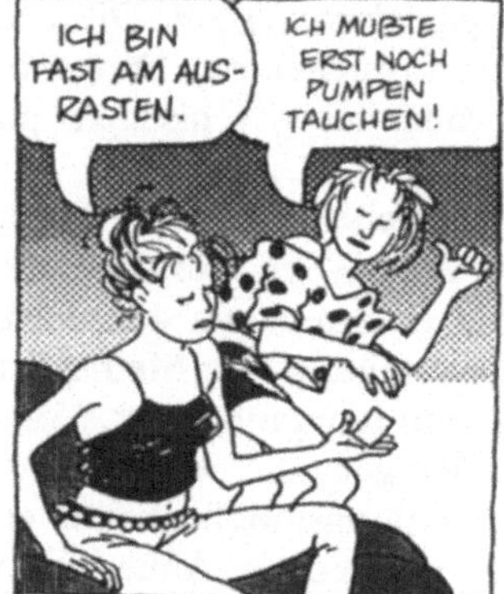

ICH BIN FAST AM AUSRASTEN.
ICH MUSSTE ERST NOCH PUMPEN TAUCHEN!

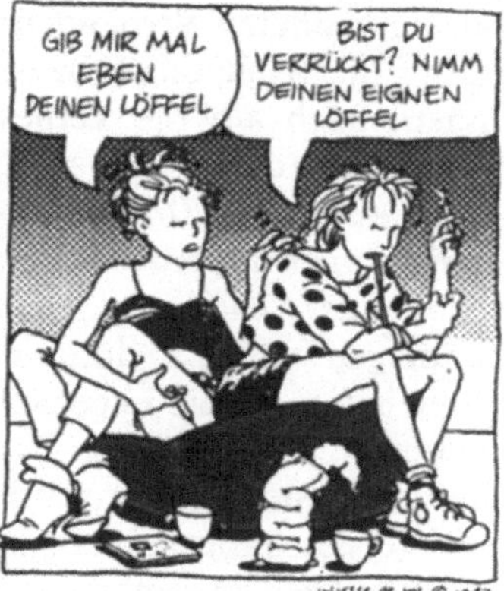

GIB MIR MAL EBEN DEINEN LÖFFEL
BIST DU VERRÜCKT? NIMM DEINEN EIGNEN LÖFFEL

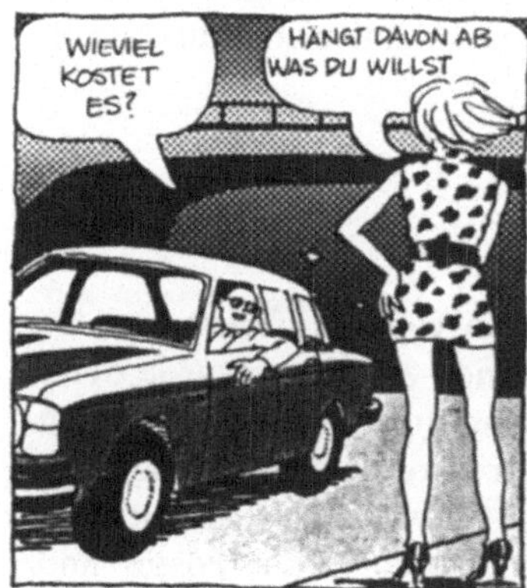

WIEVIEL KOSTET ES?
HÄNGT DAVON AB WAS DU WILLST

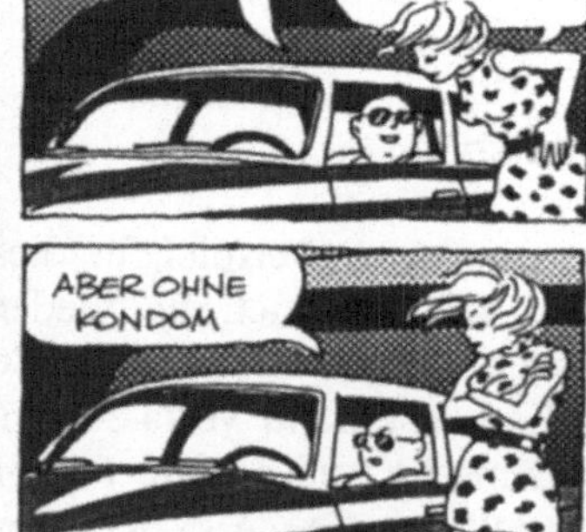

ICH WILL DASS DU MIR EINEN BLÄST
IST O.K.
ABER OHNE KONDOM

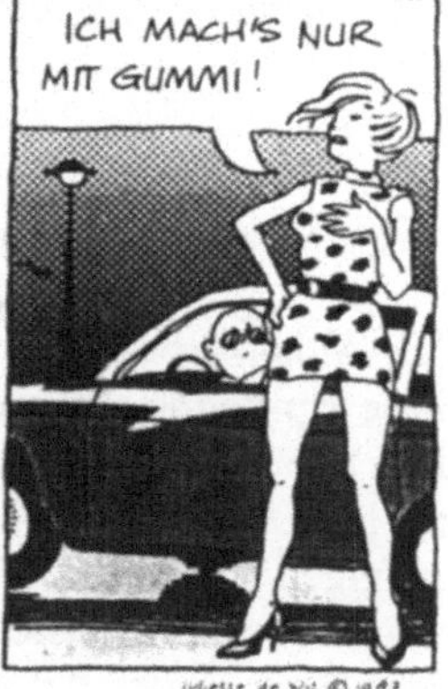

ICH MACH'S NUR MIT GUMMI!

werden jetzt in verstärktem Maße ausgegeben. Man kann davon ausgehen, daß die Zahl der Aids-kranken Drogenabhängigen durch die Drogenhilfe im allgemeinen, die Aufklärung und durch andere Maßnahmen, wie z.B. saubere Spritzen, Kondome und Methadon sich im Rahmen hält. In Amsterdam zeigte sich, daß 30% der am meisten gefährdeten Gruppe (Fixer und drogenabhängige Prostituierte) im Jahr 1987 seropositiv waren; im Jahr 1986 waren es in einigen kleineren Städten im Süden und Osten des Landes 4–8% (Cramer 1986). Es handelt sich hierbei um Prozentsätze von untersuchten Personen, die ausgewählt wurden, weil sie durch ihren Lebensstil ein hohes Ansteckungsrisiko darstellen, und nicht um Stichproben aus der allgemeinen Drogenszene.

Methadon-Programme

Wie ich bereits erwähnt habe, ist die Abgabe von Methadon eine unterstützende Maßnahme, sowohl in den Behandlungsprogrammen als auch bei der Drogenberatung und -fürsorge. Das erste Methadonprogramm startete 1968 in Amsterdam und war ausschließlich für Opiumabhängige bestimmt. Erst Anfang der 70er Jahre kam Heroin auf den Markt. Die Anzahl der verschiedenen Drogenprogramme und die Zahl der Drogenabhängigen hat in den letzten 10 Jahren stark zugenommen.

Folgende Mengen (kg) Methadon wurden verteilt (Heroverwegingsnota 1986):

1977: 15,
1980: 36,
1984: 75.

Methadon wird in Entwöhnungsprogrammen gegeben, d.h. als Unterstützung der Entgiftung u. der psychischen Entwöhnung, sowie in den Aufrechterhaltungsprogrammen. In 54 Methadon-Programmen, die vom Minister für Volksgesundheit im Jahre 1986/87 subventioniert wurden, sind Methadondosen in folgender Häufigkeit verabreicht worden:

1. 7.1986	5654,
10.10.1986	6204,
11. 1.1987	6509,
14. 5.1987	6469.

Im Jahr 1985 wurde die Zahl der Methadonkonsumenten auf mindestens 6000 geschätzt (Buisman u. Goos 1985). Im Jahr 1986 registrierte das Nationale Alkohol- und Drogeninformationssystem bei 13 von den 17 Alkohol- und Drogenberatungsstellen in den Niederlanden 1986 Drogenkonsumenten, an die im Rahmen einer Versorgungstherapie Drogen ausgegeben wurden, sowie 2170 Drogenkonsumenten, die eine Entwöhnungstherapie machten. Für 416 Drogenabhängige war die Art der Therapie nicht deutlich definiert. Fast alle Entwöhnungsprogramme werden von den Beratungsstellen (CAD) durchgeführt. Die Versorgungstherapien werden meistens von den einzelnen Gemeinden angeboten (Sozialamt, Fürsorge).

Laut Angaben von LADIS und WVC erhielten schätzungsweise 8000 Personen im Jahre 1986 für einen kurzen oder längeren Zeitraum Methadon. Im allgemeinen liegt die Dosierung von Methadon niedriger als in den USA. Die Anfangsdosis in den Entwöhnungstherapien beträgt durchschnittlich 20–30 mg täglich, in den Versorgungstherapien beträgt die tägliche Methadondosis etwa 30–40 mg (Buisman u. Goos 1985). Es gibt eine Tendenz zu höheren Methadondosierungen mit Rücksicht auf die individuellen Metabolisierungsunterschiede. Der Einsatz von Methadon bei der Entgiftung geht zurück. Es hat sich gezeigt, daß der „cold turkey afkick" (die abrupte Drogenabsetzung) und die Unterstützung durch andere Pharmaka bessere Resultate liefert.

In den meisten Therapieformen gibt es eine tägliche Methadon-Dosierung. Harnanalysen werden insbesondere bei Therapiebeginn und als Kontrolle auf zusätzlichen Medikamenten- und/oder Drogenkonsum durchgeführt. Die Kontrolle verliert allmählich an Bedeutung, besonders in den Versorgungstherapien (Berden u. 't Hart 1985). Zwangsmaßnahmen, wie z. B. Entlassung aus der Therapie, wiegen nicht auf gegen die Nachteile des Rückfalls in die Kriminalität sowie die damit verbundenen Risiken (Aids). Im allgemeinen werden die Richtlinien weniger streng ausgelegt.

Außer durch die Drogenhilfe wird Methadon auch in Hausarztpraxen, in Krankenhäusern und in Gefängnissen verabreicht. Die Inspektion für Volksgesundheit legt besonderen Wert auf die Koordination von Ärzten und Drogenhilfe. In Amsterdam existiert ein Spezialprogramm für Hausärzte in Zusammenarbeit mit der Drogenhilfe.

Einige Bemerkungen über Methadon

Eine Grundsatzdiskussion über das Für und Wider, wie sie in der BRD geführt wird, hat es in den Niederlanden nie gegeben. Das amerikanische Beispiel wurde pragmatisch übernommen. Methadon hat zu keiner Zeit eine bedeutende Rolle auf dem Schwarzmarkt gespielt, weil es Heroin in den Niederlanden verhältnismäßig preiswert und mit einem hohen Reinheitsgrad gibt. Methadon wird als Ersatzdroge oder Medikament betrachtet und nicht als illegale Droge.

Methadon fügt sich gut in das Gesamtbild der Normalisierungspolitik ein. Ein Richter in Roermond gab 1986 sogar einem Drogenabhängigen Recht, als dieser von einer Beratungsstelle verlangte, ihm Methadon zu geben. Er wurde gezwungen, die Therapie abzubrechen, weil er durch aggressives Verhalten gegenüber der Therapieleitung aufgefallen war. Das Gericht war der Auffassung, daß die Beratungsstelle, da sie die einzige im Umkreis war, die Methadon verabreichte, ihre Monopolstellung mißbraucht hatte. Im Sinne von „do ut des" ist dies sicher kein vernünftiges Urteil; es zeigt aber die breite gesellschaftliche Akzeptanz der Methadonverabreichung (Arrondissementsrechtbank Roermond 1986). Das heißt aber nicht, daß jeder gerne neben einer Methadonverteilungsstelle wohnen möchte. Heftige Proteste von Bewohnern, in deren Vierteln Methadonverteilungsstellen errichtet werden sollten, haben dazu geführt, daß man jetzt sog. Methadonbusse eingesetzt hat. Diese Methadonbusse unterhalten einen regelmäßigen Fahrplan zu bestimmten Stellen in der Stadt. Sie halten dort für etwa eine Stunde. Innerhalb der Drogenhilfe gibt es Diskussionen darüber, ob die Methadonverteilung nicht in den Drogenhilfestationen stattfinden sollte. Die Tendenz geht dahin, daß man beides – die Drogenberatung und die Methadonverteilung – doch wieder zusammenlegen will. (Selbstverständlich sollte dies keine Therapie sein, an die hohe Bedingungen geknüpft wären.) Man denkt an eine enge Zusammenarbeit von Ärzten, Psychiatern und Sozialarbeitern in Kombination mit Methadonverabreichung.

Einer der Hauptgründe für diese enge Zusammenarbeit ist der bereits erwähnte Trend zum Mehrfachdrogenkonsum. Der Drogenabhängige, der ausschließlich Heroin konsumiert, tritt immer seltener in Erscheinung. Auch die Drogenabhängigen, die eine Methadontherapie absolvieren, weichen immer mehr auf andere Drogen aus, die mehr Probleme mit sich bringen. Auffallend ist, daß der Wert von Methadon als stabilisierendes Mittel nicht abnimmt. Wir müssen aber dem Konsum von anderen Drogen und den daraus resultierenden Folgen mehr Beachtung schenken.

Ein anderer, mehr beiläufiger Grund ist, daß eine Therapie, die nur aus der Verabreichung von Methadon besteht, für die Drogenberater kaum befriedigend ist. Die Arbeit wird dann zur täglichen Routine. Die Drogenabhängigen sind zwar stabilisiert, aber die unter der Oberfläche schwelenden psychischen Probleme machen sich durch Paranoia, Manipulation, Aggression und Depression bemerkbar. Die persönlichen und wirtschaftlichen Perspektiven vieler Drogenabhängiger sind finster. Für viele Drogenberater stellen diese Probleme eine große seelische Belastung dar, der sie kaum gewachsen sind (Majoor 1986).

Die Alkohol- und Drogenberatungsstellen in den Niederlanden sind bestrebt, Landeszentren für Drogenabhängige einzurichten. Dort könnten die Probleme in einem gut koordinierten Verband von Therapiemöglichkeiten behandelt werden. Zur Zeit arbeiten die einzelnen Therapieformen und Einrichtungen noch oft aneinander vorbei.

Effektivität

Eine wichtige Zielsetzung der Methadonverabreichung ist, bessere Lebensbedingungen zu schaffen. Das bedeutet ein Leben ohne Kriminalität, ohne körperliche und geistige Krankheiten, Arbeitsbeschaffung und damit verbunden ein regelmäßiges Einkommen und das Aufbauen eines Freundeskreises. Es ist natürlich klar, daß Methadon alleine und sogar die Drogenhilfe dies alles nicht bewerkstelligen können. Denn es gibt in den Niederlanden eine hohe Arbeitslosenquote (14%), und es existiert eine große Wohnungsnot. Methadon kann aber die Voraussetzungen für ein besseres Leben der Drogenabhängigen schaffen. Es ist ein unterstützendes Mittel.

Die Resultate der Therapiebewertung sind oft unsicher, da vielfach nicht mehr zu rekonstruieren ist, welche Ursachen im Leben und welche Therapieepisode ausschlaggebend waren. Laut einer Untersuchung in Groningen konnte innerhalb kurzer Zeit für die Hälfte der Drogenabhängigen im Rahmen einer Entwöhnungstherapie ein Erfolg erzielt werden (Stoop u. Hofmann 1986). Kurzfristig erzielte Drogenfreiheit ist aber nur *ein* Kriterium von Erfolg. Ebenso wichtig ist auch, daß die Kriminalität abnimmt. Eine sozial-ökonomische Untersuchung, die ebenfalls in Groningen durchgeführt wurde, zeigte, daß die Drogenkonsumenten, die an einer Therapie teilnahmen, ihren Heroinkonsum von durchschnittlich 0,59 g bis auf 0,08 g herabsetzen konnten. In Geld umgerechnet bedeutet dies ein Unterschied von hunderten von Gulden pro Drogensüchtigen täglich (Hoekstra 1984).

Auf die Thematik der körperlichen Verfassung der Drogenabhängigen bin ich bereits eingegangen, u. a. in Zusammenhang mit Aids.

In den Niederlanden setzt man hohe Erwartungen in eine Studie, die zeigen soll, welche Therapiearten für welche Drogenabhängigen in welcher Phase der Abhängigkeit und Lebensphase allgemein angewendet werden sollen. Diagnostik und Therapieart sind sehr wichtig. Die psychiatrische Diagnostik könnte u. a. Aufschluß über eine adäquate Behandlung geben (McLellan 1980; van Limbeek 1986). Methadontherapien sind am ehesten geeignet für die Drogenabhängigen, die schwere psychische Probleme haben. Diese Gruppe ist praktisch resistent gegenüber allen anderen Therapieformen. Aus vielen Untersuchungen hat sich gezeigt, daß die psychischen Auffälligkeiten unter den Drogensüchtigen weit verbreitet sind. Besonders depressive und antisoziale Syndrome kommen häufig vor. Methadon erweist sich als ein gutes Antidepressivum, besser als Heroin und Morphin – Mittel, die im Grunde genommen durch diese Drogenkonsumenten als Selbstmedikation benutzt werden. Fromberg (1986) schätzt, daß diese Gruppe 25% der Teilnehmer an einer ambulanten Therapie in Utrecht ausmacht.

„Wem geben wir wann welche Hilfeleistung?" sollte die zentrale Frage in der Drogenhilfe sein. Das heißt aber, daß es ein breit gefächertes Angebot von Therapiemöglichkeiten, eine regional gut koordinierte Aufnahme der Therapiebedürftigen, eine gute Diagnostik und Bewertung sowie eine enge Zusammenarbeit innerhalb der Drogenpolitik geben muß.

Ich wünsche Ihnen und mir, daß wir dieses Ziel erreichen.

Literatur

Arrondissementsrechtbank Roermond, KG 33/1986. Kort Geding, nr 176, 1986
Berden J, 't Hart M (1985) Methadonevaluatie CAD-Limburg. FZA Kwartaalberichten 10/2, (november)
Buisman W, Goos C (1985) Die Methadonbehandlung in den Niederlanden. Eine Zwischenbilanz. Suchtgefahren 31: 109–115
Cramer A (1986) Aids and IV drug use in the Netherlands. FZA Bilthoven
Fromberg E (1986) Een vorm voor een circuit voor drughulpverlening. FZA Kwartaalberichtn 10/4, juni 1986
Hoekstra JC (1984) De illegale heroinemarkt. Economisch Statistische Berichte (69), no. 3486 (19/26 december)
Interdepartementale stuurgroep alcohol en drugbeleid (I. S. A. D.) (1985) Drugbeleid in beweging; naar een normalisering van de drugproblematiek. Leidschendam (december)
Majoor B (1986) The Staff burn out syndrome in drug treatment programs, contribution to the 15th international institute on the prevention and treatment of drug dependence (april)
McLellan AT (1980) Matching substance abuse patients to appropriate treatments: A conceptual and methodological approach. Drugs Alcohol Depend 5: 189–195
Limbeek J van (1985) Psychiatrische Problematiek bij drugverslaafden. In: Limbeek J van (red) Psychiatrie. Uitgave FZA Bilthoven
Ministerie van Financien, Heroverweging 1986, drug- en alcoholbeleid, deelrapport nr 85, Bilthoven
Reijden JP van der (1986) Address on the occasion of the opening of the 15th ICAA International Institute on Prevention and treatment of drug dependance. Noordwijkerhout, april
Stoop B, Hofman K (1986) Methadonhulpverlening. Uitgave CAD-Groningen (april)

III. Aids-Gefährdung durch Drogenkonsum

Aids: Ätiologie, Symptomatik, Gefährdung

H. Rasokat

Ätiologie und Pathogenese

Das Eindringen des „human immunodeficiency virus" (HIV) in den Organismus führt zur HIV-Infektion, die bei einem großen Teil der Infizierten nach Monaten bis Jahren ein Krankheitsbild hervorruft, das als erworbenes Immundefektsyndrom (Aids) bezeichnet wird. Die HIV-Infektion bleibt meist klinisch stumm und kann nur indirekt über den Nachweis spezifischer Antikörper erkannt werden. Aids manifestiert sich durch eine Vielzahl unterschiedlicher, häufig sehr schwerer Krankheitsbilder. Die Zeit bis zum Auftreten spezifischer Antikörper beträgt meist 6–8 Wochen, doch sind auch wesentlich längere Zeiträume bis zum Eintreten einer Serokonversion beobachtet worden. Bei wenigen Patienten tritt in unmittelbarem zeitlichem Zusammenhang mit der Infektion ein uncharakteristisches Krankheitsbild auf, das als akute Aids-Retroviruserkrankung bezeichnet wird, häufig als an das Bild der infektiösen Mononukleose erinnernd beschrieben wird und dann mit einem flüchtigen Exanthem der Haut einhergehen kann, gelegentlich aber auch zu flüchtigem Meningismus und anderen neurologischen Phänomenen führt (Cooper et al. 1985).

Es gehört zu den Eigenschaften des Erregers, Körperzellen latent zu infizieren. Dabei werden v. a. solche Zellen befallen, die eine besondere Oberflächenstruktur, den sog. T4- oder CD4-Rezeptor auf der Zellmembran tragen. Auf der Virushülle befindet sich eine zu diesem Rezeptor komplementäre Struktur, das sog. Glykoprotein 120 (gp 120) mit einem Molekulargewicht von 120 kd. Dieses Affinitätsverhältnis erklärt, warum vor allem die sog. Helferzellen des Immunsystems, die den CD4-Rezeptor in hoher Dichte exprimieren, durch HIV befallen werden. Nach Eindringen in die Zelle wird das Virusgenom, das als RNS-Struktur vorliegt, mit Hilfe eines virusspezifischen Enzyms, der reversen Transkriptase, in eine komplementäre DNS-Sequenz umkopiert; diese Virus-DNS kann dann in das DNS-Genom der Wirtszelle eingelesen werden. Mit diesem Schritt ist die latente Infektion vollzogen; es kann eine u. U. Jahre während Ruhephase eintreten. Wenn allerdings die infizierte Zelle zur Vermehrung aktiviert wird, kommt es in der Regel gleichzeitig zur Produktion neuer Viruspartikel; dabei entstehen pro Zelle so viele neue Virionen, daß die Wirtszelle im Prozeß der Virusfreisetzung zugrundegeht. Sobald dieser Vorgang viele Zellen gleichzeitig betrifft, kommt es zu einer progredienten Verminderung der Helferzellenzahl und damit zu einer allmählichen Beeinträchtigung der Abwehrfunktion des Immunsystems. Dieser fortschreitende Prozeß kann zunächst nur durch Laboruntersuchungen nachgewiesen werden; sobald aber eine kritische Helferzellenzahl unterschritten wird, wirkt sich die

Störung auch klinisch aus. Es treten Zeichen eines beginnenden und später eines manifesten Immundefekts auf: Bestimmte überall vorhandene Krankheitserreger können nicht mehr in Schach gehalten werden. Diese Erreger machen sich den entstandenen Immundefekt in opportunistischer Weise zu Nutze, man spricht von opportunistischen Erkrankungen.

Der allmählich voranschreitende Prozeß einer Funktionseinbuße des Immunsystems kann anhand definierter Kriterien schematisch erfaßt werden. Zu diesem Zwecke sind verschiedene Stadieneinteilungen der HIV-Infektion vorgeschlagen worden; die gebräuchlichste ist die Walter-Reed-Klassifikation (WR-Stadien) nach Redfield et al. (1986), die im folgenden wiedergegeben wird.

WR-Stadium	Befunde
1	HIV-Infektion
2	+ Lymphadenopathie
3	+ T-Helferzellenzahl < 400/mcl
4	+ Hypergie, Recallantigene
5	+ Oralsoor und/oder Anergie
6	+ Opportunistische Infektion
Suffix „B"	Fieber, Nachtschweiß etc.

Es ist inzwischen bekannt, daß HIV nicht nur die Helferzellen des Immunsystems befallen kann. Offenbar können schon früh Störungen des peripheren und des zentralen Nervensystems auftreten (Ackermann 1986). Zur Zeit ist nicht klar, ob das Virus durch infizierte Makrophagen in das Nervensystem eindringt oder ob bestimmte Nervenzellen durch HIV direkt befallen werden können. Gefürchtet ist das Krankheitsbild einer HIV-bedingten subakuten Meningoenzephalitis, die mit depressoiden Verstimmungen und Wesensveränderungen beginnt und sich schleichend bis zur vollständigen Demenz mit Hilflosigkeit und Pflegebedürftigkeit der Betroffenen entwickeln kann.

Die wichtige Frage, wieviele der HIV-Infizierten tatsächlich an Aids erkranken werden, ist aufgrund des vorliegenden empirischen Materials nicht klar zu beantworten. Das Ergebnis einer gut kontrollierten Studie (Hessol et al. 1987) läßt annehmen, daß nach 8 Jahren 30–40% der Infizierten an Aids erkranken werden (Abb. 1); was die Dimension des Problems angeht, ist diese Zahl ebenso erschreckend wie die Annahme, die Manifestationsrate werde bei 100% liegen.

Es ist aber für den einzelnen Betroffenen wichtig zu wissen, daß nach einer anderen Untersuchung einzelne HIV-infizierte auch nach 11 Jahren keinerlei Anzeichen eines Immundefekts entdecken lassen. Von den an unserer Klinik langfristig betreuten Patienten sehen wir bei knapp 20% eine Stabilisierung über 2 und mehr Jahre hin. Wenn man sich vorstellen darf, daß während der Phase der latenten Infektion ein labiles Gleichgewicht besteht, dann macht es Sinn, Infizierte zu einem „gesunden" Leben zu motivieren, dazu aufzufordern, das Immunsystem unnötig stimulierende Faktoren zu meiden. Natürlich sind diese Ausführungen spekulativ, weil sie sich auf die Hoffnung stützen, es gebe solche Mechanismen; es sollte aber deutlich werden, daß die Ziele der Motivationsarbeit bei Patienten, die

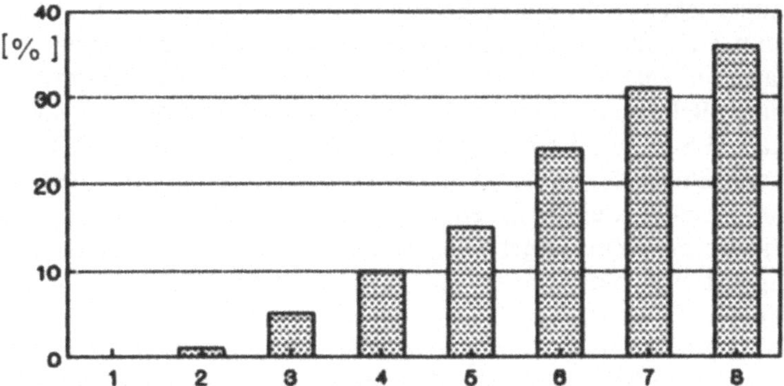

Abb. 1. Prozentsatz der an Aids erkrankten HIV-Infizierten einer Kohortenstudie in San Franzisko im Zeitraum von 8 Jahren. (Nach Hessol et al 1987)

eine potentiell tödliche HIV-Infektion tragen, nach meiner Auffassung kongruent gemacht werden können mit den Zielen einer konventionellen Drogentherapie. Die Gleichsetzung von HIV-Infektion, Aids-Erkrankung und Tod ist nicht nur unrichtig, sondern auch unvernünftig.

Symptomatik

Das Spektrum HIV-bedingter Erkrankungen wird bestimmt durch Störungen, die unmittelbar auf das Virus zu beziehen sind, durch mittelbare Folgen des HIV-bedingten Immundefekts und durch verschiedene neurologische Syndrome (Steigleder et al. 1987). Unspezifische Zeichen der Infektion sind Fieberschübe, Nachtschweiß, Gewichtsverlust, eine generalisierte, persistierende Lymphknotenschwellung; diese Beschwerden sind einem bestimmten Stadium der Infektion nicht zuzuordnen, sie nehmen aber bei vielen Betroffenen mit der Zeit nach Schwere und Häufigkeit des Auftretens zu und können durchaus für sich zu einer Beeinträchtigung der Arbeitsfähigkeit führen.

Die zunächst nur mit Laboruntersuchungen nachweisbare, fortschreitende Beeinträchtigung der Immunfunktion manifestiert sich durch zunächst nicht lebensbedrohliche quasi opportunistische Erkrankungen wie Zoster oder rezidivierender Herpes; diese Erkrankungen sind bei HIV-Infizierten häufiger als bei Nichtinfizierten, zeigen aber in ihrem Ablauf keine Besonderheiten. Wenn dies jedoch der Fall ist – persistierender Zoster oder Herpes mit Generalisation, lokal aggressives Verhalten – muß eine beginnende Dekompensation des Immundefekts angenommen werden (Steigleder u. Rasokat 1987). Einige Manifestationen wie persistierender Mundsoor, perianale Ulzerationen sprechen für eine sehr weitgehende Immunfunktionsstörung; wenn der Mundsoor den Ösophagus miteinbezieht, wenn perianale Ulzera sich im Sinne einer ulzerösen Proktokolitis fortsetzen, liegt bereits eine Aids-Erkrankung vor.

Die häufigste Primärmanifestation der Aids-Erkrankung ist eine interstitielle Pneumonie, hervorgerufen durch das Protozoon Pneumocystis carinii. Diese immer lebensbedrohliche Erkrankung kann plötzlich und fulminant auftreten, sie kann sich aber auch allmählich schleichend über Wochen hin entwickeln und dann plötzlich zur Dekompensation führen. Das Leitsymptom ist eine Dyspnoe unter Belastung. Weitere Beispiele opportunistischer Erkrankungen sind das Kaposi-Sarkom, die häufig mit Krampfanfällen aber auch mit Sehstörungen sich manifestierende zerebrale Toxoplasmose, Darminfektionen, die mit bis zu 20 Stuhlabgängen einhergehen, und andere. Inzwischen können viele dieser Erkrankungen bei rechtzeitiger Diagnosestellung erfolgreich behandelt werden. Ein therapeutischer Nihilismus wäre verfehlt; einige Patienten sind weiterhin arbeitsfähig.

Mit verbesserten Therapiemöglichkeiten ändert sich das Bild der Erkrankung. Dies gilt insbesondere seit Einführung des Zidovudin; wir betreuen inzwischen Patienten mit einer initialen Lebenserwartung von wenigen Wochen länger als ein halbes Jahr. Dies bedeutet allerdings auch erhöhte Anforderungen im Bereich der außerstationären Pflege. Zudem haben wir den Eindruck, daß andere Manifestationen der Aids-Erkrankung, die eine längere Zeit benötigen, um sich zu entwickeln, wie z. B. Lymphome vom Non-Hodgkin-Typ, jetzt häufiger zu beobachten sind.

Epidemiologie

Zahlen zur Ausbreitung der HIV-Infektion liegen nicht vor. Andererseits sind die Aids-Erkrankungszahlen gut dokumentiert. Man kann davon ausgehen, daß die jetzt beobachteten Aids-Erkrankungszahlen einen 2–3 Jahre zurückliegenden Stand der HIV-Infektionsausbreitung widerspiegeln.

Die Verteilung der Erkrankungen auf die verschiedenen Hauptbetroffenengruppen ist in den USA und Europa über die letzten Jahre hin annähernd stabil geblieben (Abb. 2). Die Zeit bis zur jeweiligen Verdoppelung der Erkrankungen hat sich verlängert und liegt jetzt bei etwa 15 Monaten. Allerdings muß als beunruhigend zur Kenntnis genommen werden, daß in den USA für die Gruppe heterosexuell

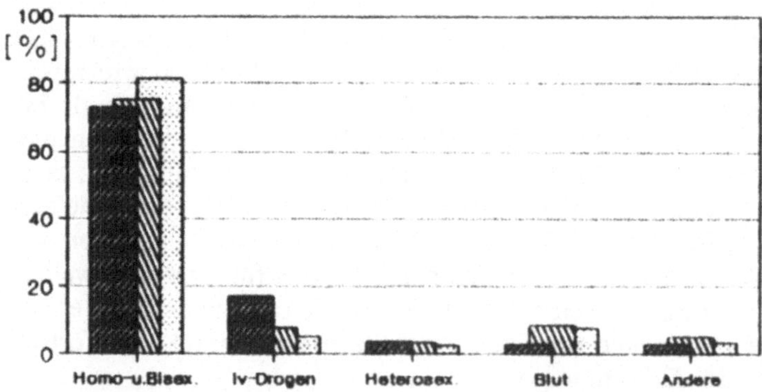

Abb. 2. Aids-Erkrankungsfälle nach Infektionsmodus. ▨ USA 5/1987, ▨ BRD 11/1987, ▨ BRD 5/1986

infizierter Frauen z. Z. eine Verdoppelungszeit von nur 5 Monaten berichtet wird (Curran 1987). Welche Rolle Drogenabhängige bei der Weiterausbreitung der HIV-Infektion spielen, kann zur Zeit nicht sicher abgeschätzt werden, doch ist der prinzipielle Weg über die Beschaffungsprostitution sicher ernstzunehmen.

Einstellungsuntersuchungen unter Zivilbewerbern für den Dienst in den Streitkräften der USA haben in erschreckender Weise gezeigt, daß die Prävalenz der Infektion mit einem bestimmten Lebensalter, der Herkunft aus Ballungszentren und sozial niedrigeren Schichten korrelliert (Burke et al. 1987).

Zusammenfassung

Die HIV-Infektion führt in einem hohen Prozentsatz, aber nicht zwangsläufig, zur Aids-Erkrankung. Es kann unterstellt werden, daß sozial stabilisierende Maßnahmen, die den Hintergrund für eine „gesunde" Lebensführung ermöglichen, den Krankheitsablauf günstig beeinflussen könnten. Neue Behandlungsmöglichkeiten steigern die Lebenserwartung und Lebensqualität auch bei Aids-Kranken; sie erfordern aber eine enge und kooperative Patientenführung. Bisher werden HIV-infizierte Drogenabhängige in den Behandlungszentren nur selten und meist nicht regelmäßig gesehen. Dies liegt wohl z. T. daran, daß bei den Betroffenen eine entsprechende Motivation fehlt – in keiner Gruppe beobachten wir die Gleichsetzung von HIV-Infektion, Aids-Erkrankung und Tod so häufig. Zum anderen sehe ich das Problem, daß in den Behandlungszentren keine Erfahrung im Umgang mit durch ihre besondere Persönlichkeitsstruktur ausgezeichneten Drogenabhängigen besteht. Ob im Einzelfall Polamidon die erwünschte soziale Stabilisierung HIV-infizierter Drogenabhängiger herbeiführen kann, die eine medizinische Betreuung und Behandlung der HIV-Infektion überhaupt ermöglicht, kann nach meiner Auffassung der somatisch orientierte Mediziner nicht hinreichend zuverlässig beurteilen. Eine Akutsubstitution bei behandlungsbedürftig Erkrankten ist sicher zu rechtfertigen. Die Frage, welche Auswirkungen Polamidon auf das Immunsystem hat, ist wissenschaftlich zu untersuchen. Aus meiner persönlichen Sicht sollte eine Polamidonsubstitution auch beim Aids-Kranken und sicher beim HIV-Infizierten durch drogentherapeutische Bemühungen begleitet werden. Ein wesentliches Ziel unserer therapeutischen Bemühungen ist es, HIV-Kranke zum positiven Umgang mit ihrer HIV-Infektion zu ermutigen.

Literatur

Ackermann R (1986) Erkrankungen des Nervensystems bei Infektion mit LAV/HTLV III. AIDS Bericht 2: 103–114

Burke DS, Brundlage JF, Bernier W et al. (1987) Demography of HIV-infections among civilian applicants for military service in four counties in New York City. NY State J Med 87: 262–264

Cooper DA, Gold J, MacLean P et al. (1985) Acute AIDS-retrovirus infection. Lancet I: 537–540

Curran W (1987) Epidemiology and prevention of AIDS and HIV-Infection in the United States. III. International Conference on AIDS. T.1.1

Hessol N, Rutherford G, O'Malley PM et al. (1987) The natural history of human immunodeficiency virus in a cohort of homosexual and bisexual men: a 7-year prospective study. III. International Conference on AIDS. M.3.1

Redfield RR, Wright DC, Tramont EC (1986) The Walter Reed Staging Classification for HTLV III/LAV infection. N Engl J Med 314: 131–132
Steigleder GK, Rasokat H (1987) Hautveränderungen bei HIV-infizierten Patienten. Dtsch Med Wochenschr 112: 686–688
Steigleder GK, Rasokat H, Bofinger F (1987) Lexikalisches Kompendium der Medizin AIDS, Basel

Die aktuelle Aids-Situation in Köln

J. Leidel

Vorbemerkung

Köln gehört ohne Zweifel zu den Städten, die in besonderem Maße von der Aids-
Epidemie betroffen sind. Andererseits hat sich in Köln aber auch mittlerweile ein
infrastrukturelles Netzwerk ausgebildet, durch das versucht wird, der weiteren
Ausbreitung entgegenzuwirken, Infizierte zu beraten und zu betreuen, Kranke
möglichst optimal zu versorgen und insgesamt ein Klima zu schaffen, das auch
hier vorhandenen Tendenzen zu Diskriminierung und Ausgrenzung von Betroffenen entgegenwirkt.

Dieses Symposion fällt zeitlich in die Kölner Aids-Vorbeugewoche, die unter
dem Motto „Gemeinsam Aids stoppen" steht. Dieses Motto meint Gemeinsamkeit
in dreierlei Hinsicht:

Zum einen soll hierdurch ausgedrückt werden, daß Aids nicht nur ein Problem
mehr oder weniger exotischer Randgruppen darstellt, sondern daß letztlich alle
gesellschaftlichen Bereiche – Kirchen und Arbeitswelt ebenso wie Politik und
Gesundheitswesen – betroffen und zugleich aufgerufen sind, einen Beitrag zu
einer wirkungsvollen und menschlichen Bewältigung der mit Aids verbundenen
Probleme zu leisten.

Zum anderen ist hier die Gemeinsamkeit auf den verschiedenen politischen
Ebenen unseres Staatswesens und über alle parteipolitischen Grenzen hinweg
angesprochen, die gemeinsame Anstrengung von Stadt, Land und Bund.

Schließlich soll aber auch zum Ausdruck gebracht werden, daß Aids nicht
gegen die Infizierten und Kranken, sondern nur *gemeinsam mit ihnen* eingedämmt
und vielleicht besiegt werden kann.

Ich möchte Ihnen nun zunächst einige Angaben zur epidemiologischen Situation in Köln machen, soweit dies überhaupt möglich ist. Anschließend möchte ich
Ihnen dann mir wesentlich erscheinende Facetten der in Köln auf diesem Gebiet
geleisteten Arbeit vorstellen.

Epidemiologische Situation in Köln

Ein Drittel der dem Bundesgesundheitsamt (BGA) gemeldeten Aids-Erkrankun-
gen stammt mit ziemlicher Konstanz aus Nordrhein-Westfalen. Zwei Drittel der
nordrhein-westfälischen Fälle betreffen wiederum Köln. Bisher wurden dem BGA
insgesamt etwa 1200 Krankheitsfälle bekannt. Dies würde rechnerisch für Köln
etwa 260 Aids-Patienten bedeuten. Dabei muß immer wieder darauf hingewiesen

werden, daß in dieser Fallzählung kumulativ vorgegangen wird; 1200 ist also die Zahl der bislang insgesamt in der BRD berichteten Erkrankungen.

Versucht man nun eine Schätzung aufgrund von Umfragen bei den Kölner Krankenhäusern, so kommt man ebenfalls auf eine Zahl von 200–300 bislang in Köln an Aids erkrankten Menschen, von denen mittlerweile etwa 100 gestorben sind.

Daß beide Wege – rechnerische Ableitung von der BGA-Fallzählung und direkte Befragung der Krankenhäuser – stets zu vergleichbaren Zahlen führen, könnte mit aller Vorsicht dahingehend interpretiert werden, daß die statistische Erfassung der Erkrankungen auch ohne eine Meldepflicht vergleichsweise gut ist.

Sehr schwer sind demgegenüber Schätzungen über die Anzahl der HIV-Infizierten in Köln. Wir gehen davon aus, daß zum Zeitpunkt dieses Symposions etwa 2000 Menschen in Köln wissen, daß sie infiziert sind. Etwa 1500 hiervon haben sich in der Ambulanz der Universitätshautklinik vorgestellt.

Die Zahl derjenigen, die von ihrer Infektion nichts wissen, sie allenfalls vermuten, dürfte größer sein. Nimmt man die geschätzte Zahl der im Raum Köln lebenden Angehörigen der Hauptbetroffenengruppen und rechnet die in verschiedenen unabhängigen Untersuchungen erhaltenen relativen Anteile an Infizierten vorsichtig hoch, so erscheint es nicht unrealistisch, von insgesamt bis etwa 10 000 HIV-Infizierten in Köln und seinen Nachbargemeinden auszugehen.

Seit Herbst 1985 wird am Kölner Gesundheitsamt mit finanzieller Unterstützung des Landes ein kostenloser und anonymer HIV-Antikörpertest angeboten. Dieses Angebot richtete sich zunächst an Personen mit einem besonderen Infektionsrisiko. Seit diesem Jahr kann jedoch jeder hiervon Gebrauch machen, unabhängig von der jeweiligen Risikosituation. Im Zusammenhang mit der dem Test vorausgehenden Beratung werden diejenigen, die sich testen lassen möchten, gebeten, einige epidemiologisch wichtige Angaben zu machen, bei denen selbstverständlich die Anonymität vollständig erhalten bleibt: Diese Angaben erlauben – mit aller Vorsicht – einige Aussagen über die Situation in den Bereichen der Bevölkerung, die sich bewußt mit der Aids-Problematik auseinandersetzen, ein eigenes Infektionsrisiko zumindest vermuten und bereit sind, sich beraten und testen zu lassen.

Im 1. Quartal dieses Jahres kam es zu einer starken Nachfrage nach dem Test (1285 Personen), die wohl durch die Ausweitung des Testangebotes erklärt werden kann. Im 2. und 3. Quartal pendelte sich die Nachfrage auf diesem Niveau ein (1191 bzw. 1236 Personen). Hiervon waren 40% Frauen. Der Anteil der Verheirateten betrug 19%. Etwa 80% der Getesteten stammten aus Köln, der Rest aus Umlandgemeinden.

Auf die Frage nach dem persönlichen Infektionsrisiko wurden folgende Angaben gemacht:

11,0%   homosexuelle Männer,
 6,5%   bisexuelle Männer,
 1,5%   i. v.-Drogenabhängigkeit,
 4,7%   Zugehörigkeit zu Pflegeberufen,
57,0%   heterosexuelle Kontakte,
 3,7%   Bluttransfusionen und dergleichen,
15,6%   sonstige Risiken bzw. keine Angaben.

Die positiven Antikörperbefunde machten im 2. und 3. Quartal 1,7% aus (n = 36). Es handelte sich dabei um 25 Homosexuelle (69,4%) und 5 bisexuelle Männer (14,0%), eine drogenabhängige Frau, einen drogenabhängigen Mann (zusammen 5,5%), eine Partnerin eines Fixers (2,8%) und 3 Männer (8,3%), bei denen ein spezielles Risiko nicht bekannt ist.

Es fällt auf, daß auch bei einem absolut garantiert anonymen Testangebot die Zahl Drogenabhängiger, die sich im Gesundheitsamt testen läßt, klein ist. HIV-Antikörpertests werden bei Drogenabhängigen in größerem Umfang v. a. in Justizvollzugsanstalten (JVA) sowie im Zusammenhang mit stationären Entgiftungs- und Entwöhnungsbehandlungen durchgeführt. Dabei beträgt in Köln der Anteil der Antikörperpositiven zwischen weniger als 10% (Entgiftungspatienten) und 25–30% (JVA, Test im Auftrag des Rentenversicherungsträgers).

Zur Zeit beobachten wir einen Anstieg der Testnachfrage. Dabei kommen mittlerweile deutlich häufiger Menschen, die bereits Krankheitserscheinungen aufweisen (z. B. generalisierte Lymphknotenschwellungen). Viele von diesen haben seit längerem bereits vermutet, daß sie infiziert sind, und zumindest zum Teil auch entsprechende Konsequenzen hinsichtlich ihres Verhaltens gezogen.

Maßnahmen

Nach diesen Ausführungen zur epidemiologischen Situation nun einige Anmerkungen zu den Maßnahmen, die in Köln ergriffen wurden und werden:

Von Anfang an waren in Köln diejenigen, die auf die Herausforderung durch Aids reagieren mußten, um Kooperation bemüht. Als dem Gesundheitsamt 1983 der erste Fall im Raum Köln bekannt wurde, nahmen wir Kontakt zu einer Selbsthilfeeinrichtung der zu dieser Zeit hauptsächlich betroffenen Homosexuellen auf, dem glf-Sozialwerk. Zugleich wurde eine Aids-Beratungsstelle eingerichtet, die erste in Nordrhein-Westfalen und die erste an einem Gesundheitsamt überhaupt. Praktisch zur gleichen Zeit nahm sich auch die Universität des Themas an.

Es folgten dann immer weitere Einrichtungen, wie z. B. evangelische und katholische Klinikseelsorge, die neu gegründete Aids-Hilfe Köln e. V., andere Krankenhäuser, niedergelassene Ärzte, die Ärztekammer, die Kölner Justizvollzugsanstalt und nicht zuletzt die Einrichtungen der Drogenhilfe, deren Arbeit in ganz besonderem Maße durch die zusätzliche Aids-Problematik erschwert und verändert wurde.

All diese Institutionen treffen sich seit 1985 als „Arbeitskreis Aids" im Gesundheitsamt, tauschen Erfahrungen aus und versuchen, die Arbeit zu koordinieren und dadurch effektiver zu machen.

Die meisten Organisationen und Einrichtungen beschäftigen sich vorrangig mit Information, allgemeiner und spezieller Beratung sowie mit Betreuung von Infizierten und Kranken und deren Angehörigen. Hier ist nicht der Raum, um diese vielfältigen Tätigkeiten im einzelnen darzustellen. Deshalb soll stellvertretend zunächst über die Arbeit des Gesundheitsamtes und anschließend über die stationäre und ambulante Versorgung v. a. der Aids-Kranken berichtet werden.

Gesundheitsamt

Das Kölner Gesundheitsamt ist z.Z. an 2 Modellprojekten der Bundesregierung beteiligt. Das eine Projekt befaßt sich vorrangig mit psychosozialen Aspekten der HIV-Infektion, im anderen Projekt wird die Effektivität aufsuchender Sozialarbeit (Streetwork) untersucht. Neben 4 im Rahmen dieser Projekte vom Bundesgesundheitsministerium zu 100% finanzierten Mitarbeitern arbeiten v.a. die Sachgebiete Seuchen- und Umwelthygiene, Geschlechtskrankenfürsorge und Gesundheitserziehung im Bereich der Aids-Prävention und -Beratung. Hierbei sind 3 Schwerpunkte vorhanden:

Testberatung

Ein Schwerpunkt ist die Beratung vor und nach dem Antikörpertest, der, wie bereits gesagt, kostenlos und anonym im Amt angeboten wird.

Die Beratung wird dabei von uns für noch wichtiger gehalten als der eigentliche Test. Grundsätzlich erfolgt bereits vor der Blutentnahme ein ausführliches Gespräch und die Aussagemöglichkeit des Tests, über das tatsächliche individuelle Infektionsrisiko und über mögliche Folgen eines etwa positiven Testergebnisses.

Das Testergebnis muß in jedem Fall persönlich entgegengenommen werden. Hierbei findet erneut ein Beratungsgespräch statt. Allerdings sind Klienten, die erstmals mit einem positiven Testergebnis konfrontiert werden, oftmals in dieser Situation nicht eigentlich beratungsfähig. Sie erhalten in jedem Fall von uns ein „positive Tips" genanntes plastifiziertes Kärtchen, auf dem Beratungsstellen und Hilfsangebote in Köln aufgeführt sind.

Information und Fortbildung

Ein zweiter Schwerpunkt ist die Information und Fortbildung von Multiplikatoren sowie der Allgemeinbevölkerung. So sind z.B. Lehrer aller Kölner Schulen aus allen Schulformen durch das Gesundheitsamt in ganztägigen Veranstaltungen fortgebildet worden. Weitere Adressaten von Fortbildungsveranstaltungen sind bzw. waren Heimleiter, Betriebsräte, Pflegepersonal, Jugendleiter, Justizvollzugsbeamte usw.

Streetwork

Der 3. Schwerpunkt betrifft schließlich die aufsuchende Sozialarbeit (Streetwork). Hier sind wir v.a. in den Bereichen weibliche und männliche Prostitution sowie homosexuelle Szene aktiv.

Nach den bisherigen Erfahrungen halten wir diese Streetwork für unerwartet erfolgreich. So ist es z.B. gelungen, Hilfestellung bei der Gründung einer Prostituiertenselbsthilfegruppe zu geben. Diese Gruppe, die sich den Namen „Lysistrata" gegeben hat, vermittelt zwischen den betroffenen Frauen und dem Gesundheitsamt. Die hierdurch verbesserte Vertrauensbasis ist einer der Gründe dafür, daß mehr und mehr Prostituierte ins Amt kommen, um sich untersuchen und betreuen zu lassen. Die Akzeptanz des HIV-Antikörpertests ist gut. Von über 500 Frauen, die zum größten Teil regelmäßig zum Test kommen, waren bislang 3 (0,6%) positiv. Durch Beratung und durch das Angebot von konkreten Ausstiegshilfen konnten die HIV-positiven Frauen zur Aufgabe ihrer Tätigkeit gebracht werden.

Noch deutlicher sind die Erfolge im Bereich der männlichen (homosexuellen) Prostitution, einem traditionell den Gesundheitsämtern wenig zugänglichen Bereich. Während 1985 nur etwa 2–3 sog. Stricher vom Amt betreut wurden, sind es mittlerweile 60–80, die sich regelmäßig auf eine HIV-Infektion, aber auch auf die klassischen Geschlechtskrankheiten untersuchen lassen. Parallel dazu konnte erreicht werden, daß zumindest bei der bordellartig betriebenen homosexuellen Prostitution ausschließlich „safer sex" erfolgt.

Am leichtesten waren Verhaltensänderungen in der gut informierten und motivierten Szene der Homosexuellen zu erreichen. Besonders risikoreiche Einrichtungen in einschlägigen Bars, Saunen usw., die andernorts durch ordnungsbehördliche Maßnahmen geschlossen wurden, sind in Köln aufgrund von Einsicht und Absprachen auf freiwilliger Basis aufgegeben worden.

Lassen Sie mich nun zur medizinischen Betreuung der Aids-Kranken kommen.

Stationäre Versorgung

Die Universitätskliniken, die nach wie vor die Hauptlast der stationären Versorgung tragen müssen, haben mittlerweile die Grenze ihrer räumlichen und personellen Kapazität erreicht. In dieser Situation beteiligen sich zunehmend andere Krankenhäuser in Köln je nach ihrer Leistungsfähigkeit an der Behandlung Aids-Kranker. Dies sind zunächst die städtischen Krankenanstalten, aber auch Häuser in frei-gemeinnütziger Trägerschaft. Hilfestellung leistet hier ein modellhaft durchgeführtes Projekt des Landes zur „Förderung der Qualifikation von Ärzten an außeruniversitären Kliniken".

Das ursprünglich durchaus zu erkennende Bestreben mancher Krankenhäuser, möglichst keine Aids-Patienten aufzunehmen, um andere Patienten nicht zu verunsichern, spielt nach meinem Eindruck eine immer geringere Rolle.

Ambulante Versorgung

Eine Entlastung des stationären Bereichs erhoffen wir uns aber auch von einer Verbesserung der ambulanten pflegerischen Versorgung der Patienten. Hierdurch können stationäre Aufenthalte in ihrer Häufigkeit und Dauer reduziert werden. Mit großzügiger Unterstützung aus Bundes- und Landesmitteln werden in einem kooperativen Modellvorhaben derzeit die hierfür notwendigen Voraussetzungen untersucht. Zunächst wurden für die Betreuung von etwa 30 in Frage kommenden Patienten 18 Stellen für hauptamtliche Pflegekräfte neu eingerichtet, die bei so unterschiedlichen Trägern wie Aids-Hilfe Köln e.V., Arbeiterwohlfahrt und Caritas (Sozialdienst Kath. Männer) angesiedelt wurden. Zusätzlich richten die genannten Träger zunächst je eine betreute Wohngemeinschaft für HIV-Infizierte bzw. Aids-Kranke ein.

Die psychosoziale Betreuung wird von zunächst einer/einem Psychologin/Psychologen und einem/einer Sozialarbeiter/in geleistet. Im weiteren Verlauf ist eine bedarfsorientierte personelle Aufstockung vorgesehen. Die Weiterbildung der im Rahmen dieses Modells Beschäftigten erfolgt zentral durch das Kölner Gesundheitsamt.

Ich denke, ich habe Ihnen durch diese Ausführungen einen groben Überblick über die derzeitige Situation in Köln geben können. Ganz unübersehbar sind zahlreiche wichtige Schritte bereits erfolgt. Ebenso unübersehbar sind aber auch noch Defizite. Diese Defizite scheinen mir besonders schwerwiegend im Bereich der Hilfen für von einer Infektion bedrohte oder bereits infizierte Drogenabhängige zu sein. Ich würde mich freuen, wenn dieses Symposion in dieser Hinsicht etwas bewirken könnte.

Resümee

M. Staak

Zur Kennzeichnung der epidemiologischen Situation des Betäubungsmittelmißbrauchs sind Erhebungen über Querschnittdaten ebenso erforderlich wie die Ver-
folgung von Trends unter wissenschaftlich einwandfreien Bedingungen. Das ist
z. Z. nur bedingt möglich. Die BRD ist neben den Niederlanden der wichtigste
Drogenmarkt, der durch eine rasante Zunahme der Kokaineinfuhren und Amphe-
taminumsätze gekennzeichnet ist. Der Anstieg der Drogendelikte und Drogentodesfälle und die Verlagerung der Tätergruppen in höhere Jahrgänge sind bemerkenswert.

Die Altersklasse der 20 bis unter 30 Jahre alten Konsumenten harter Drogen
weist eine hochsignifikante Übersterblichkeit auf. Eine besondere Verschärfung
der epidemiologischen Situation ist durch die Tatsache zu erwarten, daß die
i. v.-Drogenabhängigen das Kollektiv sind, das als HIV-Risikogruppe besonders
gefahrenträchtig ist. Obwohl keine systematischen Untersuchungen vorliegen und
– aus den verschiedensten Gründen – in der BRD wohl auch kaum zu erwarten
sind, so gibt es doch einige Stichproben, die als Indikatoren für bestimmte Trends
angesehen werden können. Nach Untersuchungen von Bschor waren 30% der ver-
storbenen Drogenkonsumenten 1985 seropositiv, 1986 wares es bereits 50%. Diese
Zahlen konnten an Inhaftierten, die sich freiwillig testen ließen, praktisch bestätigt
werden.

Es ist offensichtlich also davon auszugehen, daß der Weg zu einer in Anbetracht
des Sozialverhaltens dieser Risikogruppe nicht zu kontrollierenden Ausbreitung
der HIV-Infektionen gebahnt ist.

Angesichts dieser bedrohlichen Entwicklung sind die traditionellen Therapie-
konzepte zu überdenken. Die Definition von Therapiezielen und Effizienzkriterien
wie Reichweite, Haltekraft, Akzeptanzquote, Folgemortalität und Infektionsstatus
sind erforderlich. Nur so können die Chancen und Risiken verschiedener therapeutischer Ansätze geprüft und beurteilt werden. Dann könnte unter pragmati-
schen Gesichtspunkten der Einsatz von Methadonprogrammen in Frage kommen,
um den Problemen der Chronifizierung der Betäubungsmittelabhängigkeit ebenso
wie einer weiteren Ausbreitung der HIV-Infektion über diese besondere Risikogruppe entgegenzuwirken.

Immerhin können für die Durchführung von Methadonprogrammen die ärztliche, kontrollierte Abgabe von Methadon sowie ein begleitende psychosoziale
Betreuung des Drogenabhängigen sprechen. Weitere Gesichtspunkte sind die Ver-
hinderung des Abgleitens in die Beschaffungskriminalität sowie eine staatliche
Kontrolle und Betreuung der Betäubungsmittelabhängigen und damit der Versuch
einer Austrocknung des illegalen Drogenmarktes. Andererseits darf nicht verkannt

werden, daß quasi die Heroinabhängigkeit durch eine Methadonabhängigkeit ersetzt wird, wobei allerdings die Möglichkeiten der begleitenden sozialen Einflußnahme möglicherweise verbessert werden könnten. Neben einer ärztlichen Abwägung von Nutzen und Risiko für den Patienten, wie sie bei jedem neu einzuführenden Therapiekonzept im Sinne einer Alternativtherapie zu erfolgen hat, ist die Indikation und begleitende psychosoziale Betreuung und Erziehung des Patienten von entscheidender Bedeutung. Darüber hinaus müssen die therapeutischen Ansätze unter gemeinsamen und gleichen Bedingungen wissenschaftlich überprüft werden, um zumindest den Versuch zur Entwicklung strategischer Konzeptionen zu unternehmen.

Sachverzeichnis